性传播疾病临床诊疗与防治指南

（第二版）

组编

中国疾病预防控制中心性病控制中心

中华医学会皮肤性病学分会

中国医师协会皮肤科医师分会

主编

王千秋　刘全忠　徐金华　周平玉　苏晓红

U0188574

上海科学技术出版社

图书在版编目(CIP)数据

性传播疾病临床诊疗与防治指南 / 王千秋等主编. —2 版.
—上海:上海科学技术出版社,2020.4(2025.1 重印)
ISBN 978 - 7 - 5478 - 4819 - 7

Ⅰ.①性… Ⅱ.①王… Ⅲ.①性病－诊疗－指南②性病－
防治－指南 Ⅳ.①R759 - 62

中国版本图书馆 CIP 数据核字(2020)第 039845 号

性传播疾病临床诊疗与防治指南(第二版)
主编/王千秋 刘全忠 徐金华 周平玉 苏晓红

上海世纪出版(集团)有限公司
上海 科 学 技 术 出 版 社 出版、发行
(上海市闵行区号景路 159 弄 A 座 9F-10F)
邮政编码 201101 www.sstp.cn
浙江新华印刷技术有限公司印刷
开本 889×1194 1/32 印张 5.875
字数:150 千字
2014 年 6 月第 1 版
2020 年 4 月第 2 版 2025 年 1 月第 16 次印刷
ISBN 978 - 7 - 5478 - 4819 - 7/R · 2039
定价:28.00 元

内容 提要

　　本书根据 2016 年以来国家卫生健康委员会颁布的各种性传播疾病的最新卫生行业诊断标准,对《性传播疾病临床诊疗与防治指南》(2014 年版)进行了修订,内容包括性病临床诊疗的一般过程、性病预防服务、实验室检查方法及意义,重点介绍梅毒、淋病、生殖道沙眼衣原体感染、尖锐湿疣、生殖器疱疹、软下疳、性病性淋巴肉芽肿、阴道滴虫病、细菌性阴道病等 12 种性传播疾病的临床诊疗与防治方法。文字简明、语句精练、内容实用,旨在为性病临床诊疗和防治提供指导性建议,也为性病流行病学监测和疫情报告提供依据。本书适合从事性病防治工作的人员,以及皮肤性病科、妇产科、泌尿科和其他相关学科医师参考使用。

编者 名单

前 言

目前,性传播疾病在我国流行趋势仍十分严峻。为指导对这类疾病的防控,规范临床诊疗,我们于 2007 年编写出版了《性传播疾病临床诊疗指南》,该书于 2014 年进行了修订,并更名为《性传播疾病临床诊疗与防治指南》(以下简称《指南》),受到广大医务人员和防治工作者的欢迎,多次重印。随着性传播疾病流行形势的变化,科学技术的发展,对其传播、发病机制、诊断、治疗有了新的认识,重新修订《指南》很有必要。因此,我们组织专家于 2018 年再次启动修订工作,并召开数次讨论会、定稿会,终于使新版《指南》以适应性传播疾病防治新要求的面貌问世。

新版《指南》在以下几个方面进行了更新。一是根据 2016 年以来国家卫生健康委员会颁布的各种性传播疾病的最新卫生行业诊断标准,对这些疾病诊断分类与要求进行了修订。二是阐述了核酸检测方法是一些性病的重要诊断依据,如生殖道沙眼衣原体感染、淋病等。三是对梅毒的治疗方案进行了修订,特别是对神经梅毒的处理,强调了多学科协作治疗(multiple disciplinary treatment,MDT)的重要性。四是基于淋球菌耐药新动向,对淋病的治疗方案进行了修改。五是随着临床研究的进展,对生殖道沙眼衣原体感染阿奇霉素单剂治疗方案提出了质疑,因此相应的内容进行了更新。六是对生殖支原体致病作用的认识日益加深,因此增加对生殖支原体感染的介绍。此外还有一些更新和修改,不一一赘述。与上一版相同的是,在介绍每一种疾病的诊断依据时,对各项数据进行了编号,如1.1.1为流行病史,1.1.2为临床表现,之后在介绍"诊断分类"时,为了叙述简明扼要,直接使用了上述编号,即每个疾病的"诊断分类"与"诊断依据"中的编号是对应的,从而便于读者查阅。我们希望读者在使用《指南》的过程中提出建议和意见,以便今后进一步修改、完善。

《性传播疾病临床诊疗指南》(2007年)组编为中国疾病预防控制中心性病控制中心、中国医学科学院皮肤病研究所、世界卫生组织性传播疾病预防控制合作中心,主编为王千秋、张国成,副主编为姜文华、陈祥生、梁国钧、尹跃平、蒋娟、龚向东、韩国柱、杨凭、张传福,主审为徐文严、邵长庚,编委为王千秋、尹跃平、乐嘉豫、刘全忠、杨凭、杨斌、李珊山、吴音、张国成、张传福、陈祥生、邵长庚、林伯滢、周华、周平玉、郑和义、姜文华、骆丹、徐文严、龚向东、梁国钧、韩国柱、蒋娟。《性传播疾病临床诊疗与防治指南》(2014年)组编为中国疾病预防控制中心性病控制中心、中华医学会皮肤性病学分会、中国医师协会皮肤科医师分会,主编为王千秋、刘全忠、徐金华,主审为王宝玺、张建中,编委为王千秋、王宝玺、尹跃平、田洪青、冯文莉、刘巧、刘全忠、齐淑贞、孙令、苏晓红、李文竹、李东宁、李珊山、杨帆、杨森、杨斌、杨立刚、何成雄、张建中、陈祥生、周平玉、郑和义、郑和平、段逸群、骆丹、徐金华、涂亚庭、龚向东、梁国钧、蒋娟、蒋法兴、韩建德、程浩、赖维。对上述专家为《指南》以往版本做出过的贡献表示衷心的感谢。

在新版《指南》的编写过程中,中国疾病预防控制中心性病控制中心临床防治室郑志菊、杜方智、张栩协助整理文稿,中国医学科学院医学与健康科技创新工程项目(2016 - I2M - 3021)提供了支持。在此一并致谢。

中国疾病预防控制中心性病控制中心
中华医学会皮肤性病学分会
中国医师协会皮肤科医师分会
二〇一九年七月

目 录

第一章
临床诊疗

临床诊疗是预防及控制性病传播最重要的手段之一。规范的临床诊疗不仅可以及时发现性病感染者并通过有效治疗消灭传染源，而且诊疗过程中的健康教育和咨询、安全套促进、性伴追踪对性病的预防也是至关重要的。临床诊疗也为HIV和梅毒的咨询检测提供了最佳时机。本章主要介绍临床诊疗过程中的病史采集、体格检查、诊断及治疗等。

第一节
病史采集

　　病史采集是正确诊断和治疗的先决条件。医生通过问诊了解就诊者就诊的原因、疾病发生发展以及与性行为有关的病史，评价患性病的风险，为检测及此后的性伴通知做准备。

　　要获得可靠和完整的病史，医生必须注意问诊的内容和技巧。在性病门诊中，尤其对因不安全性行为等原因而就诊的人，要注意尊重就诊者和保护就诊者的隐私。接诊场所应该有独立的空间，与就诊者进行一对一地谈话。

一、病史采集的技巧

　　1. 交流技巧　医生在接待患者时态度应和蔼，维护患者的自尊，谈话时与患者目光自然相接，注意倾听患者陈述，交谈中可以用语言或姿势鼓励患者陈述。

2. **语言通俗易懂** 询问病史时要用通俗易懂的语言,尽量避免使用大众不易理解的医学术语,对与性行为相关的问题可委婉询问。

3. **抓住重点** 问诊时要以主诉症状为重点,并针对诊断与鉴别诊断相关的症状进行有目的、有层次的询问,鼓励和引导患者叙述与病情相关的问题,避免暗示性问诊。

二、病史采集的内容

1. **一般情况** 包括姓名、性别、年龄、婚姻状况、民族、文化程度、职业、现住址、联系电话等。

2. **主诉** 患者就诊的主要原因,包括主要症状和体征、发生部位、出现时间、持续时间等。提示可能患有性病的症状和体征如下。①生殖器肛门部位的症状:尿道分泌物,尿痛、尿急、尿频;异常阴道分泌物,异常阴道出血,性交痛;直肠疼痛,直肠分泌物;睾丸痛,阴囊肿大;腹股沟淋巴结肿大;皮损如水疱、溃疡、赘生物等。②系统性症状:发热、关节痛、下腹痛、淋巴结肿大、神经精神症状、体重下降等。

3. **现病史** 疾病发生、发展、演变的过程,包括以下内容。①起病情况和时间:症状出现的时间,起病缓急等。②可能的原因和诱因:发病前是否有任何诱因,包括不安全性行为。③主要症状的特点:症状的部位、性质、持续时间、程度等。如有生殖器溃疡,应了解溃疡的数目、形态、质地、有无疼痛等。如有尿道分泌物,应了解分泌物的性状和量、是否伴有尿痛等。④主要症状的发展和演变:主要症状的变化、加重或好转。⑤伴随症状:是否有系统性症状,如全身不适、乏力、发热、关节疼痛等。⑥与疾病鉴别诊断相关的阴性症状。⑦诊疗经过:本次发病以来的就诊情况、检查和治疗用药及疗效等。⑧一般情况：发病后的饮食、睡眠、精神状态、体重变化等。

4. 既往史 就诊者既往的健康与疾病情况，重点应关注与本病密切相关的既往疾病。①既往性病史，或泌尿生殖系统感染史，或妇科疾患史，应注明诊断或疑似病名、发病日期、治疗及转归情况。②既往系统性疾病史，以及手术及外伤史。③既往是否做过性病相关的检测，包括 HIV 和梅毒的筛查。④宫颈癌筛查史，包括液基薄层细胞学检测（TCT）或巴氏涂片检测的情况。

5. 性行为史 包括以下内容。①性取向：异性恋、同性恋或双性恋。②最近一次性行为情况：性行为时间，性伴性别，是否为固定性伴或临时性伴；性行为方式：阴道性交，肛交（主动方、被动方），口交（主动方，被动方等）；性行为中是否使用安全套。要注意询问最近一次性行为是否与多个性伴同时发生，是否为商业性性行为，是否使用毒品，是否遭受过性暴力等。③最近 3 个月有无新的性伴及 3 个月性伴数，近 3 个月与性伴性行为情况（性行为方式、安全套使用等）。④性伴是否有泌尿生殖道相关症状或被诊断过性病。

6. 婚育史 包括以下内容。①婚姻状况：已婚、未婚、离异等。②月经史：月经初潮时间及周期，末次正常月经时间。③生育史：妊娠、生育次数，有无流产或死胎史。④避孕措施：避孕方式，如口服避孕药（名称、用法）、安全套、节育环等。

7. 药物过敏史 有无药物过敏史，尤其是青霉素、头孢菌素过敏史。

8. 疫苗注射史 是否曾注射人类乳头瘤病毒（HPV）疫苗及乙肝疫苗等。

9. 个人史 包括以下内容。①饮酒史：是否饮酒及饮酒量。②吸毒史：是否应用毒品，毒品的种类（如海洛因、安非他明）、使用方式（如注射、吸食）、开始使用时间及使用频率等。注射吸毒者是否共用针具。③血液暴露史：使用血液制品情况；输血/献血/有偿供血情况。

10. 其他病史　对患淋球菌性眼结膜炎、胎传梅毒等性病的新生儿，应询问其生母患病情况。对于儿童感染性病，应询问其有无受性虐待史或性侵犯史。

三、性病相关危险因素

医务人员在采集病史的同时，应该对就诊者感染性病的风险进行评估。风险评估将为随后的体格检查、实验室检查及性伴通知等做好准备，为诊断提供支持。

有下列情况者患性病的风险增加，应在询问病史时加以注意。包括：①最近有与新的性伴发生无保护的性行为。②与多个性伴发生无保护的性行为。③有商业性性行为。④有静脉吸毒行为。⑤有遭受过性暴力或性虐待史。⑥以前曾经患有性病。⑦已知性伴有其他性伴。⑧性伴最近被确诊患有某种性病。⑨性伴有性病相关症状。

第二节
体格检查

体格检查可以发现疾病相关的体征,为疾病的诊断和治疗提供重要依据。性传播疾病往往有肛门生殖器部位的症状和体征,但非生殖器部位也可以出现症状和体征。此外,肛门生殖器部位的症状和体征也不全是性传播疾病的表现。体检前需向就诊者说明检查的目的、步骤等,检查需在保护隐私及良好光线下进行。除检查生殖器部位外,也应注意检查全身的皮肤黏膜及系统性体征。男医生对女就诊者做肛门生殖器相关检查时,必须有女医务人员陪同。

一、男性肛门生殖器检查

1. 男性外生殖器检查 检查前医生戴一次性无菌手套。让就诊者取站立或卧姿,暴露外生殖器。

（1）视诊：①外生殖器及周围皮肤有无皮疹（红斑、肿胀、丘疹、结节、水疱、糜烂、溃疡、赘生物等）。②阴毛有无阴虱及卵。③有无包茎、包皮过长等。④将包皮翻上,检查龟头至阴茎根部有无皮疹（红斑、肿胀、丘疹、结节、水疱、糜烂、溃疡、赘生物等）。⑤尿道外口有无赘生物、红肿和分泌物,如无明显分泌物,可从阴茎根部向龟头挤压尿道,查看尿道口是否有分泌物溢出。

（2）触诊：①阴茎、阴囊有无肿块或触痛，睾丸、附睾、精索有无肿大、结节、触痛。②腹股沟淋巴结有无肿大、触痛。

2. **男性肛门及前列腺检查** ①肛门直肠检查时就诊者取右侧卧位，将双膝蜷起，将肛周部位全面暴露。前列腺检查时，就诊者采用胸膝位。②检查臀部、会阴和肛门周围部位，有无皮疹（红斑、肿胀、丘疹、结节、水疱、糜烂、溃疡、赘生物等）。③检查肛门有无外痔、皲裂、出血、分泌物、包块、瘘管等。④直肠指诊，检查者戴手套，涂润滑剂，徐徐插入肛门。前列腺位于膀胱下方、耻骨联合后，距离肛门约4 cm。正常时大小如栗子，表面光滑、质韧有弹性，中间有浅沟为中央沟。检查前列腺有无增大、结节、压痛等。

3. **直肠镜检查** ①检查前就诊者应排空大、小便。②就诊者取右侧卧位。③将润滑剂涂抹到肛门边缘和肛镜的整个长轴上。④将肛镜放在肛门边缘，用头端按摩肛缘，使肛门括约肌松弛，然后轻柔地持续施力缓缓插入肛门，取出镜芯观察。⑤注意观察直肠黏膜的颜色和质地，有无异常分泌物、溃疡、出血、赘生物及其他损害。⑥检查完毕后，缓慢地拔出肛镜，拔出时检查有无痔疮或其他损害。

二、女性肛门生殖器检查

1. **检查前准备** 检查前嘱就诊者排空膀胱，然后取仰卧位，小腿屈曲，大腿外展暴露生殖器部位。检查者戴消毒手套。

2. **检查下腹及外生殖器部位** 步骤如下：①检查和触诊腹部，有无压痛、肌紧张、肿块；②触诊腹股沟淋巴结有无肿大或触痛；③检查阴部有无阴虱、传染性软疣、赘生物和溃疡等；④检查臀部、会阴和肛门周围部位，有无皮疹（红斑、肿胀、丘疹、结节、水疱、糜烂、溃疡、赘生物等）；⑤分开大阴唇、小阴唇和阴道口，并检查有无皮疹（红斑、肿胀、丘疹、结节、水疱、糜烂、溃疡、赘生物等）及异常分泌物，检查有无巴氏腺炎症；⑥将一个手指插入阴道口，向上挤压尿道以便查看有无分泌物溢出。

3. 扩阴器检查　步骤如下：①用清洁生理盐水（用阴道或子宫颈拭子取材时）或者少量水性润滑剂（不用拭子取材时）润滑扩阴器，小心地插入扩阴器，应当垂直插入；②在扩阴器插入到 2/3 时，轻柔地旋转并打开扩阴器；③找到子宫颈。注意观察阴道分泌物的特征、阴道壁外观、子宫颈外观以及子宫颈口分泌物的特征；④当取出扩阴器时，应先将卡口松开，待两叶合拢后取出。

4. 双合诊检查　步骤如下：①检查者戴橡胶手套，示、中两指涂润滑剂，轻柔地分开阴唇，插入阴道。检查阴道畅通度和深度，有无先天畸形、瘢痕、肿块；再扪触子宫颈大小、形状、硬度及颈口情况。如向上或向两侧拨动宫颈出现疼痛，为宫颈举痛；②右手手指伸向前穹隆，左手手指放在耻骨联合上方，触诊前倾的子宫体，可触知子宫的位置、大小、形状、硬度、活动度以及有无压痛。从后穹隆触诊后屈的子宫体；③从侧穹隆触摸子宫附件，双手手指配合检查有无附件肿大、肿块和压痛。

三、非生殖器部位检查

很多性传播疾病具有生殖器以外部位的皮肤黏膜损害或系统性表现，因此，除检查生殖器部位外，也应做全身检查。

1. 一般体格检查　发育营养、精神状态、语言、面部表情、体位等。神经梅毒可有情绪异常、言语障碍、情感障碍等。

2. 全身皮肤、黏膜及毛发检查　检查全身皮肤有无皮疹，包括红斑、丘疹、结节、水疱、溃疡、紫癜等，注意皮疹的分布部位、大小、数目、颜色、形态、压之是否褪色等。检查口腔黏膜有无红斑、水疱、溃疡等。检查毛发有无脱落。梅毒、播散性淋球菌感染和艾滋病等可出现全身性皮肤黏膜损害。

3. 浅表淋巴结检查　触诊检查头面部、颈部、锁骨上、腋下、腹股沟等部位的淋巴结是否有肿大，注意淋巴结的部位、大小、数目、硬度、形状、活动度、压痛，局部皮肤表面有无红肿、破溃、瘢痕或瘘管。梅毒、生殖器疱疹、软下疳、性病性淋巴肉芽肿、艾滋病等可有腹股沟或全身淋巴结肿大。

4. 腹部检查　通过触诊检查腹部有无包块、压痛和反跳痛，肝脾有无肿大、压痛。

5. 心血管检查　通过触诊、叩诊、听诊等物理检查，了解心脏的大小、形状及位置，心律、心音变化和杂音等。心血管梅毒、播散性淋球菌感染可有心脏损害。

6. 神经系统检查　包括脑神经功能、运动功能、感觉功能、听力功能、自主神经功能、神经反射检查，必要时做脑脊液检查。

7. 骨关节检查　注意关节有无红肿、压痛、活动度等，有无畸形等。

第三节
实验室检查

应根据病情需要及本单位实际情况，对就诊者进行相关的实验室检查和必要的辅助检查。具体实验室检查项目参见第三章"实验室检查"。

应充分了解本单位可开展哪些实验室检查项目、各检查项目的基本原理及临床意义，在就诊者知情、可负担、方便的原则基础上开具实验室检查单。不应开具不相关的检查项目以加重患者的负担。

应动员所有具有不安全性行为史、可疑性病临床表现、生殖道感染表现或性伴有性病/生殖道感染的就诊者进行 HIV 和梅毒的血清学检测。

对于伴有并发症及系统性损害的就诊者，可根据实际情况，进行心电图、B 超、X 线、CT 或 MRI 等相关辅助检查。

第四节
诊　断

应根据就诊者的病史、症状和体征,结合实验室检测结果进行综合分析判断,按照性病的卫生行业诊断标准做出诊断。性传播疾病的诊断分类和诊断方法有临床诊断、疑似诊断、病原学诊断和病原携带者等。

一、临床诊断

根据患者的病史、临床症状和体征进行分析,做出疾病的诊断。临床诊断的准确性取决于医生的知识和临床实践经验,对临床表现不典型或较复杂的疾病易造成误诊,而且无法诊断大量的无症状感染者,对合并感染的患者也易漏诊。在性传播疾病中,根据生殖器部位集簇性小水疱、糜烂或浅溃疡,有疼痛感及反复发作的病史可以对生殖器疱疹做出临床诊断。肛门外生殖器部位形态典型的赘生物也支持尖锐湿疣的临床诊断。对有生殖器溃疡损害的患者应在考虑性病的同时考虑到其他皮肤或系统性疾病。临床诊断应结合当地的疾病流行情况,考虑常见病、多发病,我国罕见的性病如软下疳则较少考虑。

二、疑似诊断

根据患者的病史、临床症状和体征，必要时结合初步的实验室检查结果进行分析，做出疾病的可能诊断。如诊断梅毒时，在获得病史及临床表现的基础上，结合某一项实验室检查结果（如非梅毒螺旋体血清学试验，或梅毒螺旋体血清学试验），可以做出梅毒的疑似诊断。诊断淋病时，根据患者的病史及临床表现，可以做出淋病的疑似诊断。必须指出的是，虽然做出疑似诊断，可以据此开始治疗和疫情报告，但应该进一步进行适当的实验室检查，以确定或排除诊断。

三、病原学诊断

通过实验室检查，确定引起疾病的病原体，做出病原学诊断。病原学诊断的准确性取决于实验室检测方法的敏感性和准确性，仪器设备、检测试剂和标本的质量，以及检验技术人员的知识和实验技能熟练程度。应选择敏感性和特异性较好，且适宜在临床实验室开展的检测方法。实验室检查可发现无症状感染者。一些性传播的感染，如潜伏梅毒、无症状沙眼衣原体和淋球菌感染，只有通过实验室检查才能发现感染。对有高危性行为和性病相关症状的就诊者，有条件时应做淋病、沙眼衣原体、生殖支原体、梅毒和 HIV 的检测。分离培养病原体可进一步对病原微生物进行药物敏感性试验，有利于合理选择治疗药物。但是，实验室检查费用相对昂贵，有些实验室检测结果不能立即获得，会影响诊断和治疗的及时性，或影响患者的依从性。

四、病原携带者

　　已通过实验室检查,确定引起疾病的病原体,但受检查者无明显的临床症状,此时做出的诊断归为病原携带者一类。如生殖道沙眼衣原体感染常为无症状感染,对这类感染者开展实验室检查,如果沙眼衣原体抗原或核酸检测阳性,则可诊断为生殖道沙眼衣原体感染(病原携带者)。

治　疗

一、治疗目的

主要包括：①清除病原微生物，治愈感染，达到病原学痊愈。②消除和改善临床症状和体征，达到临床治愈。③防止并发症和后遗症的产生。④切断传染源，阻止疾病的传播。

二、治疗原则及注意事项

（1）应按照安全、有效、经济、方便的原则提供性病治疗服务，治疗要及时，对诊断明确的患者，在初次就诊时就应给予治疗。

（2）规范治疗。按照推荐的治疗方案，进行足量、足疗程的规范治疗。每种性病推荐有几种治疗的药物，可根据当地的药源选择适当的药物进行治疗。不应使用未经验证的治疗方法。不得随意增大或减少药物剂量和疗程。不得搭加不相关的药物。

（3）在治疗中应注意耐药菌株的感染，应了解当地性病病原体对抗生素的耐药情况，必要时进行病原菌（特别是淋球菌）抗生素敏感性试验，以选择有效的治疗药物。

（4）在治疗中应注意多种病原体的合并感染。如淋球菌常与沙眼衣原体合并感染，治疗方案应对这两种感染均有效。

（5）对特殊人群如儿童、孕妇和哺乳期妇女应注意所用药物的禁忌证及配伍禁忌。

（6）应注意患者的药物过敏史，并避免使用有交叉过敏的药物。青霉素类药物应在皮试阴性后使用。

（7）在治疗过程中应认真观察和处理药物毒副反应。

（8）应向患者说明所用药物的用法和副作用，嘱其遵医嘱治疗，完成用药疗程。

（9）开展性病诊疗业务并提供孕产期保健和助产服务的医疗机构，应当按照国家推荐方案及时为感染梅毒的孕产妇提供治疗，并为其婴幼儿提供必要的预防性治疗、随访、梅毒相关检测服务等。对诊断的胎传梅毒患儿根据推荐治疗方案给予治疗或转诊。

三、流行病学治疗

依据流行病学史，对确诊有性病的近期性伴或梅毒孕产妇所生新生儿进行流行病学治疗，或称预防性治疗。其治疗方案与个别疾病的推荐或替代方案基本相同。

（1）对一期、二期梅毒患者近3个月内的性伴可以进行流行病学治疗，尤其是不能或不愿意进行随访检查者。

（2）对确诊为淋病患者的近1个月内性伴可以进行流行病学治疗。

（3）对确诊为泌尿生殖道沙眼衣原体感染及病原携带者近3个月内的性伴可以进行流行病学治疗。

（4）对于孕产妇感染梅毒，未接受过梅毒治疗或未进行充分治疗，其所生新生儿尚不足以确诊胎传梅毒时，应进行流行病学治疗并进一步随访。

疫情报告

　　根据《中华人民共和国传染病防治法》《性病防治管理办法》和《传染病信息报告管理规范》要求,各级各类医疗机构均为性病疫情责任报告单位,其执行职务的医生均为责任疫情报告人,必须按照规定进行性病疫情报告,履行法律规定的义务与职责。

一、报告病种与诊断标准

　　性病报告病种为梅毒、淋病、生殖道沙眼衣原体感染、尖锐湿疣和生殖器疱疹。各种性病的诊断标准均按照卫生部颁布的最新卫生行业标准。

二、职责与制度

　　医疗机构应明确疫情报告职责,建立健全疫情报告管理制度。性病责任疫情报告人应履行的职责为:按规定进行疫情登记和报告;参加性病诊断标准和疫情报告相关法规及知识的培训,确保掌握诊断标准和报告要求;按卫生部颁布的最新卫生行业标准对性病进行诊断;接受性病预防控制机构的技术指导和本单位预防保健工作人员的病例报告质量检查，并协助开展疫情调查，包括漏报调查和病例报告准确性核查等。

同时，医疗机构应建立健全如下疫情管理制度：门诊日志登记制度，首诊医生报告负责制度，上岗培训与复训制度，传染病报告卡收集、质量审核与问题处理制度，传染病疫情登记簿登记制度，疫情自查制度，疫情报告奖惩制度等。

三、报告程序与要求

(一) 门诊日志登记

医疗机构必须建立规范的《门诊日志》（包括纸质或电子记录）。门诊日志的栏目内容包括：就诊日期、初诊或复诊、姓名、年龄、性别、职业、现住址、患者所在地区（本省、本市、本县区、其他省）、发病日期、传染来源、临床表现、实验室检查结果、诊断病名、病例类型、诊断时间等15项内容。在填写门诊日志时，应注意填写病例类型，如病原学诊断病例、疑似诊断病例、临床诊断病例、病原携带者等；对于梅毒病例应填写期别或类别，如一期梅毒、二期梅毒、三期梅毒、隐性梅毒和胎传梅毒。

(二) 病例诊断

由首诊医生根据患者的病史、临床表现和实验室检测结果，严格按照卫生部颁布的最新卫生行业标准进行病例诊断。首诊医生必须具备性病的诊疗执业资质和能力。梅毒应分期分类诊断，对性病做出诊断时应明确病例的分类。

（三）填写报告卡

根据《中华人民共和国传染病防治法》和《性病防治管理办法》要求，使用《传染病报告卡》和性病附卡收集性病病例报告信息。

由对性病病例首次做出诊断的医生（称为首诊医生）填写《传染病报告卡》与性病附卡。使用钢笔或签字笔填写报告卡，有选项时在相应选项前的"□"中打"√"。填写应准确，字迹清楚，无逻辑错误，内容完整，尽可能减少不详；填写完成后应有填报人签名。病例类型只能选择其中一种。当一个患者同时患有多种性病时，每一种性病均需填写一张报告卡。

对于淋病和梅毒病例的填写，在其相应病名前面的"□"中打"√"。尤其应特别注意梅毒期别或类别的选项，应在一期、二期、三期、胎传和隐性梅毒前面的"□"中打"√"，不能混淆。对于生殖道沙眼衣原体感染、尖锐湿疣与生殖器疱疹病例的填写，应在《传染病报告卡》上"其他法定管理以及重点监测传染病"栏目中填写。

（四）报告卡收集与质量检查

由医疗机构防保人员或指定的工作人员及时到各科室收集性病病例《传染病报告卡》和性病附卡，对收到的报告卡进行错项、漏项、逻辑错误、病例分类、诊断病名等的检查，对有疑问、漏项或错项的报告卡必须及时向填卡人核实，对发现的问题或错误应及时处理，并做好记录。

（五）网络录入报告卡

性病病例报告实行网络直报，通过中国疾病预防控制信息系统进行报告。由医疗机构防保科或相关工作人员使用联网电脑登录"中国疾病预防控制信息系统"进行在线网络录入；录入时应认真仔细，每一病例录入完成后须与报告卡的填写信息进行一一对照检查，确保录入正确。

无上网条件的医疗机构应将《传染病报告卡》和性病附卡寄送到属地疾病预防控制机构，由相关工作人员进行在线网络录入。

（六）订正性病病例报告

医疗机构对性病病例诊断发生变更，或发现填卡错误，或收到当地疾病预防控制机构有关报卡错误的反馈信息时，应及时进行订正，在报告卡"订正"选项前的"□"中打"√"，同时在网络上做好订正病例报告。疑似病例一经确诊，也应做出订正报告。

（七）性病病例报告时限要求

性病病例首次诊断后，实行网络直报的责任报告单位应于 24 小时内进行网络报告；未实行网络直报的责任报告单位应于 24 小时内寄送出传染病报告卡和性病附卡。

（八）传染病疫情登记

医疗机构防保人员或相关工作人员应及时将性病病例报告信息登记到传染病疫情登记簿。应使用钢笔或签字笔填写传染病疫情登记簿。

（九）性病疫情漏报自查与补报

医疗机构防保人员或相关工作人员每周对各科室的性病疫情报告情况进行检查，将本周报告病例与门诊日志登记的新诊断病例一一核对，发现漏报的性病病例应及时补报。

四、性病病例报告注意事项

(一) 性病病例报告是基于诊断的病例报告,实行首诊医生报告负责制

性病病例报告必须是通过临床医生根据患者的病史、临床表现和实验室检测结果,根据卫生部颁布的最新诊断标准,对病例诊断后才进行病例报告。由对性病患者做出首次诊断的医生(简称首诊医生)负责病例报告。所谓首诊即为第一次诊断、新诊断,以前没有做出过诊断。首诊医生报告负责制可以防止漏报、重报,并尽可能做到诊断与报告准确。

(二) 仅报告最新诊断的病例

医生通过询问患者的病史,尤其是就医史(包括诊断与治疗史),来确定病例是否为最新诊断病例。如果同一名患者所患同一种性病,在本次病程内多次就诊,则仅对首次诊断进行一次报告。如果确定该就诊者在本次病程内曾被诊断为性病,则本次就诊不应报告;若没有证据确定该就诊者已被诊断或报告,则需要报告。

首诊医生应主动询问就诊者是否去过其他医疗机构就诊,来判断到本医疗机构是首次就诊、初诊还是复诊。若从未去过其他医疗机构就诊,则到本医疗机构为首次就诊,若被诊断为性病则应报告。若曾去过其他医疗机构就诊,到本机构就诊为初诊,如果在其他医疗机构诊断为性病,且诊断病名与本医疗机构的诊断相同,则不进行报告;如果诊断病名不同,则应报告;如果在其他医疗机构就诊,但未做出诊断,由本医疗机构首次做出诊断,则应报告。

对于本医疗机构的复诊病例,若初诊时已被诊断,且已报告,则复诊时该病例不报告;若初诊时未做出诊断,复诊时才做出诊断(为首次诊断),则该病例应报告;如果复诊时变更诊断,则应对原诊断进行订正;如果复诊时增加诊断,则应对增加诊断的病名进行报告。若复诊时已被诊断,但未报告,属于漏报情形,应补报。

(三)梅毒病例报告应明确分期或分类

梅毒的分期(即一期、二期和三期梅毒)主要根据临床表现来确定。隐性梅毒没有临床表现,应根据病史(尤其是就医史,即是否做出过梅毒诊断和治疗)和实验室检查结果进行诊断。病例分类是指疑似病例和实验室确诊病例。

(四)梅毒病例报告不能只凭血清学检测结果,必须明确诊断后报告

医疗卫生保健机构对术前、入院、孕期保健、产前检查、婚前检查、健康体检等梅毒血清筛查阳性者,须明确诊断才能报告,不能仅凭梅毒血清检测结果阳性就报告。若本医疗机构或医生不具备性病诊断能力,则不应报告,应转诊到具备性病诊断能力的医疗机构,或邀请具有性病诊断能力的医生会诊,明确诊断后报告。

(五)关于性病转诊和会诊的病例报告

若首诊医生不具有性病诊断能力,应转诊到本医疗机构具有皮肤性病专业医生的科室,或转诊到其他具有性病诊断能力的医疗机构明确诊断,或进行会诊诊断。如果是转诊诊断,则由接诊诊断的医生进行病例报告;如果为会诊诊断,则由原接诊医生进行报告。

（六）关于尖锐湿疣和生殖器疱疹的病例报告

对于尖锐湿疣和生殖器疱疹病例，每个病例只报告一次，对首次诊断的病例进行报告。对于 HSV‑2 血清抗体检测阳性的病例，但从来无任何生殖器疱疹的症状与体征（如水疱、溃疡），不进行报告。对于 HPV DNA 检测阳性的病例，但从来无任何尖锐湿疣的症状和体征（如赘生物），不进行报告。

（七）性病病例报告的其他注意事项

性病诊断的疑似病例应报告。无症状的淋球菌感染、生殖道沙眼衣原体感染均须报告。性病再感染发病的病例应报告。

性病复发病例（如梅毒复发病例、尖锐湿疣和生殖器疱疹复发病例）不进行报告。对于随访的性病病例，包括梅毒跨年度的随访血清学检测，血清学检测结果为阳性，无须报告。

不能以非梅毒螺旋体血清学试验（如 RPR 或 TRUST 等）的滴度作为梅毒病例诊断和报告的依据；不能以滴度的高低（如 1∶8 以上或以下）作为梅毒疑似或确诊病例判断的依据。

第七节
随　访

　　性病患者在治疗后,最好是由同一医务人员进行随访,以观察症状和体征是否消失、是否需要进行判愈试验、性伴是否通知到,等等。应尽量对所有的患者进行随访,对随访者进行复查和判愈,并做好记录。

　　(1) 提高患者对随访重要性的认识。通过随访,检查症状和体征、病原学和血清学的变化等,可确认是否临床和病原学治愈,是否需要进一步检查和治疗。

　　(2) 制订随访计划。根据不同的性病,与患者制订切实可行的随访计划。不同性病的随访次数和时间不同,如梅毒需每隔 3~6 个月随访 1 次,随访 2~3 年,而其他性病则需在治疗后 2 周至数月内随访,随访次数 1 次至数次不等。因此应该与患者共同商定,制订随访计划。

　　(3) 采取措施以提高随访的依从性,包括强调随访的意义与重要性、与患者预约下次随访时间、给予联系卡(预约卡)等。

　　(4) 交代随访期间及复诊时的注意事项,例如,在未确认治愈前停止性行为或使用安全套,复诊时带齐病历及检验报告单,按预约时间复诊等。

（5）随访时应询问是否遵嘱用药，性行为改变情况，病情变化情况等，进行体格检查，必要时进行判愈试验及进一步治疗。

转　诊

如果性病患者就诊的医疗机构没有条件开展或不能提供相关的临床、实验室检测或咨询等服务，需要转诊至其他相关机构。为使患者得到有效的诊疗服务，必须做好转诊过程中的每个细节。

一、医疗卫生机构之间或医疗机构内的转诊

医疗卫生机构中发生下列情况一般需要提供转诊服务。①无性病诊疗资质的医疗卫生机构发现了可疑的性病患者。②在非性病诊疗科室发现的可疑的性病患者。③在发生性病并发症，需要其他专科医生共同处理时，或无法确诊时。④妇产科对孕妇进行梅毒血清学常规检测时发现的血清抗体阳性者，或其他科室对手术患者或住院患者进行梅毒血清学检测发现的血清抗体阳性者。⑤在就诊的医疗卫生机构没有条件开展 HIV 自愿咨询检测（VCT）时，应将需要做 VCT 的就诊者及时转诊到 VCT 门诊。⑥将有特殊需求的就诊者转诊到相应的机构，如静脉吸毒者可转诊到针具交换点或社区药物替代治疗门诊等。

二、实验室转诊

如果患者就诊的医疗卫生机构的实验室不能满足患者诊断的需求,需要做其他实验室检测项目者,可将患者的临床标本转送其他有条件的实验室。应注意标本采集、保持、运输的过程符合检测项目及生物安全的要求,妥善运往接受转诊的实验室。接受转诊的实验室应及时检测并出具书面检测报告。

三、可疑性病患者的转诊

非性病诊疗机构(如血液中心、社区药物替代治疗门诊、VCT 门诊等)进行性病相关检查发现的阳性者,或针对高危人群(如暗娼、男性同性性行为者)开展的外展服务中发现的可疑性病患者,应及时转诊至有性病诊疗资质的医疗机构进行诊断和处理。

四、转诊程序和注意事项

(1)由相关部门进行协调,在各医疗机构内部、各医疗机构之间、医疗机构与疾控中心及其他相关机构之间建立有效的转诊机制,明确转诊程序,并有必要的保障措施以保证转诊的成功。

(2)选择合适的转诊接受机构,要特别关注服务的质量和及时性、方便性,以及收费情况,能否接受不同的人群。转诊服务应该是非歧视、非评判和保密的,接受转诊的机构应能提供规范的性病医疗服务或其他相应的服务。

（3）转出机构与接受转诊机构建立良好的沟通渠道，包括关键联系人的姓名、电话等，了解转诊接收机构的服务内容、服务时间、转诊服务人员或机构的名称、地址、电话号码等。

（4）转诊时应填写转诊单，并将转诊信息记录在日志里，内容包括转诊原因、接收单位、随访信息和患者反馈等。接诊机构在接诊后及时电话或书面向转出机构反馈信息。转出机构可通过向接诊机构或患者询问以了解是否成功转诊。

（5）从转诊开始到患者完成转诊并接受适宜处理的过程应建立跟踪制度，这样可以对转诊的效果进行监督和评价，以便进一步改进。

第二章
预防服务

医疗卫生机构的性病就诊者一般都是具有高危行为的人群。目前在各级疾病预防控制机构开展的干预服务工作中很难涉及该人群。虽然他们中的部分人有了症状或怀疑自己感染了性病会到医疗机构去寻求医疗服务，但目前大多医疗机构主要进行性病的诊疗，较少重视健康教育、咨询和行为干预服务。为了预防性病的传播和再感染，在医疗机构开展的性病规范服务应包括针对就诊者的性病艾滋病预防和干预服务，旨在通过此项工作增加该人群的预防知识，改变高危行为，控制性病的流行和传播，预防艾滋病通过性途径的传播。在医疗机构提供的预防服务主要包括门诊宣传、健康教育咨询、安全套促进、性伴通知、HIV/梅毒的检测咨询等，也可视条件开展针对高危人群的外展服务。

第一节
门诊宣传

在医疗机构性病门诊（皮肤性病科）的候诊区域设立专题宣传栏/橱窗/展板，宣传性病、艾滋病的防治知识。要求内容、文字通俗易懂，无错误；版面整洁美观，避免恐吓性的照片和内容，并定期更换。性病门诊应设有导医/咨询台，备有性病、艾滋病防治宣传单，供就诊者免费索取。有条件的门诊应在候诊区域设置录像放映设备，播放性病、艾滋病预防的宣传教育录像片。有条件的性病门诊应在候诊区合适的地方安装安全套自动售套机。

候诊区性病预防知识的宣传内容包括：

1. **性病的一般知识** 如性病的概念、病种、危害以及传播途径等；特别是性病的流行可促进 HIV 传播，人体感染性病后可造成皮肤黏膜的破溃、炎症等，容易感染 HIV 和将 HIV 传染给他人。

2. **可疑性病患者的临床服务信息**

（1）如果出现尿道分泌物、白带异常、皮疹、生殖器破溃、水疱等性病可疑症状时，应及时到正规医院检查治疗。因为早期发现、规范治疗可以提高疗效，减少并发症、后遗症的发生，减少感染和传播艾滋病的危险。不是所有发生在生殖器部位的损害/病变都是性病，需要医生进行仔细鉴别后才能做出诊断。

（2）患者应通知所有的性伴到医院接受检查，发现感染及时治疗，以免延误治疗及造成性伴间的重复感染。

（3）孕产妇应接受梅毒筛查。发现梅毒感染，及时进行规范治疗，可以预防胎传梅毒的发生。

3. **性病患者诊疗期间的注意事项**

（1）应遵医嘱完成治疗，自行停药、增减药物、自我治疗或找游医治疗都会引起不良后果。

（2）性病患者在完成治疗后应按照医生的嘱咐定期到医疗机构进行随访。

（3）性病患者在治疗期间应避免性行为。

4. **性病的预防信息**

（1）洁身自爱、避免非婚性行为是预防性病的有效措施。

（2）多数性病是可防可治的。除艾滋病外，梅毒、淋病、生殖道衣原体感染等可以得到治愈，尖锐湿疣、生殖器疱疹也可以临床治愈。

（3）正确和坚持使用质量合格的安全套可以预防性病的传播。

（4）阴道灌洗、体外射精、局部涂抹药物等做法都不能预防性病的发生。

（5）人体对性病没有终身免疫，得过一次可以再次感染。因此，性病治愈后仍需要保持健康的性生活，避免危险性行为，做好疾病的预防。

第二节
健康教育与咨询

医生在对性病就诊者进行诊疗后应提供健康教育和咨询服务,目的是使他们了解性病预防知识,防止性病传播和再感染。医务人员应提供性病预防的相关信息,耐心回答患者提出的有关问题,共同探讨如何避免或减少高危行为,以提高预防性病的知识和技能。

一、健康教育

1. 基本内容

(1) 宣传讲解性病预防知识。包括什么是性病,性病与艾滋病的关系,性病的早期症状,传播途径,对个人、家庭、社会的危害及避免传播需采取的预防措施等。

(2) 帮助认识危险行为。解释什么是危险行为及有哪些影响因素。危险行为一般指有可能接触到有传染性的血液、精液、阴道分泌物和生殖器损害,而有感染性病艾滋病危险性的行为。

(3) 鼓励改变危险行为。帮助分析各种行为改变方法的利弊,让其自愿选择适合自己的安全的或低危险性的行为方式。

（4）针对就诊者的具体情况，发放有关健康教育处方和宣传材料。这些健康教育处方和宣传材料可以是关于性病预防的一般性知识介绍，也可以是针对各种性病的诊疗和预防知识介绍。

（5）向性病患者说明全程治疗的重要性，确保患者遵医嘱完成治疗。

（6）与性病患者商讨通知性伴来医院接受检查和治疗的方法。

（7）讨论安全套预防性病艾滋病的作用及如何正确使用。

（8）动员就诊者接受 HIV 和梅毒的检测。

2. 对性病就诊者进行健康教育的方法

（1）需要有单独的空间，进行一对一交流。性病和性行为均属于敏感性话题，应保证医生和就诊者有单独交流的空间（无单独房间可用屏风遮挡），以利建立医患间和谐的关系，同时又能够保护隐私。

（2）应将健康教育的内容贯穿在诊疗服务的整个过程中。从开始接诊起，特别是在询问病史过程中，就可以对就诊者的危险行为进行评估，以确定怎样进行有针对性的健康教育。应视门诊繁忙程度和患者的具体情况，利用数分钟的时间（建议最少为 3～5 分钟）开展降低危险行为教育，以及性伴通知的指导与安全套促进等。而用药的注意事项、遵医行为教育、安排随访和复诊通常是在开完处方后（或让患者取药返回后）进行。

二、咨询服务

咨询服务是在双方相互理解的气氛中助人或自助的过

程,也是一种有目的、保密的谈话。通过交谈,使患者倾诉自己的问题,宣泄情感,进而减轻心理压力,获得指导、帮助与支持。在门诊对性病患者以及性伴进行咨询服务将对于预防性病的传播十分重要。

咨询与健康教育有所不同,咨询的针对性、目的性更强,强调保密,需要建立在坦诚、信任和理解的基础上。咨询员可以是专业或兼职人员(经过培训的医务人员或社会工作者),有条件时最好在专门的场所(如咨询室)进行。

咨询服务的基本步骤如下。

(1)建立和谐的咨询关系。医务人员应热情迎候求询者,介绍自己,强调咨询的保密性,并解释咨询的过程。

(2)确定求询者的问题。认真倾听求询者的诉说,确定目前最迫切需要解决的问题,给求询者充分表达感受和情绪的机会,同时应给予理解和情感支持,了解相关行为细节,并进行危险因素评估。

(3)分析讨论,共同制订解决问题的办法。在对求询者的危险因素进行评估后,应帮助他们选择安全性行为。应该帮助求询者认识到危险行为并加以避免或改变。对于怀疑感染性病而实际未感染的就诊者,也应找出危险行为,让他们有充分认识并加以避免。与求询者一起进行分析、讨论现在和以后要解决的问题后,医务人员应提供信息,分析行为改变的利弊,与求询者共同选择和制订行动计划。

(4)总结。由医务人员以简短易懂的词句总结讨论过的问题,并核实求询者是否理解,再次强调预防和行为改变的重要性,预约随访或下次咨询(如有必要),并结束本次咨询。

三、干预服务包的发放

由于不少医疗机构门诊工作量很大,临床医生遇到需要提供健康教育和咨询的患者时,往往没有时间提供此项服务。自 2010 年起,在中央转移支付经费的支持下,各地统一制作了干预服务包,内容包括安全套、性病艾滋病预防知识宣传单、性病患者治疗期间注意事项、性伴通知卡和转诊卡等材料,由临床医生在门诊上直接发给有需求的就诊者,以达到健康教育和行为干预的目的。目前,随着新媒体技术的发展,各地在试行为就诊者发放"电子干预服务包",即通过让就诊者登录国家性病防控新媒体传播与服务平台,对就诊者开展健康教育和行为干预。

第三节
安全套使用促进

安全性行为的重要内容之一就是在性行为中使用安全套。安全套对预防性病、防止性病的进一步传播非常重要。应在性病门诊中加强安全套的推广。医务人员需向就诊者宣传安全套的预防作用，鼓励其使用；讲解、演示正确使用方法及注意事项，并告诉就诊者如何得到或到何处购买安全套。

一、促进安全套使用的步骤

（1）与就诊者谈论安全套的正确使用方法。医务人员应在交谈中了解就诊者对安全套的看法、存在的困难和障碍；纠正对安全套的错误认识，引导正确认识和主动接受安全套；并提供有关安全套供应、购买信息，如不同类型、品牌、规格、价格及质量方面的信息。

（2）安全套正确使用的示范。医疗机构的性病诊室或咨询室里应该备齐开展安全套促进的必要工具，如演示用的安全套、使用说明及图片、阴茎模型等。在示范安全套使用时，医务人员应进行完整的示范，并且要求就诊者重复练习使用方法，以便了解其是否已经真正掌握正确的使用方法。

（3）在门诊提供安全套，并解释安全套使用的注意事项。

医疗机构应在性病门诊候诊区的方便之处设置安全套自动售套机或其他能为就诊者提供安全套的条件和设备。

二、安全套使用注意事项

医务人员应提醒就诊者在使用安全套时注意以下几点。

（1）购买或使用时要查看安全套的包装、生产日期、批号、有效日期、商标、产品注册号等，避免过期以及假冒伪劣产品。同时查看外观，除彩色套外，应呈透明无色、淡乳白色或微带黄色，色泽均匀，质地柔韧具有弹性，能充分展开，无粘连。如安全套颜色变黄、质地发黏变脆则不宜使用。

（2）注意选择大小、型号、类型适宜的安全套（太大容易滑脱，太小容易破裂，肛交需选择较牢固的安全套，最好不用超薄型的等）。

（3）每次要使用新的安全套。

（4）性接触一开始就要戴上安全套，因为射精前阴茎排出的液体中就可能含有致病微生物。

（5）如需润滑剂，应使用水质润滑剂，如硅树脂及 KY 胶状物，不能用按摩油、雪花膏、防晒油、食用油、唾液、牙膏、药物软膏等做润滑剂。

（6）不要过度拉伸安全套，不要让阴茎末端紧贴着安全套，要让末端小囊留出空间存放精液。

（7）如果在性交过程中安全套破裂，要立即将阴茎退出重新换一个新的安全套，并在性交后及时作局部清洗。如果安全套滑脱，要迅速捏住开口，尽量减少精液流出。

（8）不要同时使用 2 个安全套，以免发生破裂。

（9）注意简装和精装的安全套保质期不同。简装安全套是用塑料薄膜包装的，此种包装密封性和避光性都较差，保质期只有 18 个月。精装安全套是用双面或单面铝箔包装的，包装的密封性和避光性较好，保质期一般为 3～5 年。

（10）安全套不要放在过热的地方，要避光、防潮，以免老化破裂。

另外女用安全套的预防性病艾滋病的作用已经得到证实。虽然价格要贵些，但在男用安全套未能使用时，女用安全套也能为使用者所接受。相对于男用安全套，后者的优点是女性可掌握预防性病艾滋病的主动权，减少被感染的机会。

第四节
性伴通知

任何与性病患者发生性行为的人,都有可能被感染。因此性病患者尽管在医疗机构得到了有效的治疗,但与未经治疗的性伴(传染源)发生无保护的性交,仍有可能导致再感染。患者本人也可作为新的传染源将感染传给其他性伴。性伴的处理不仅可以追查到传染源或其他被传染者,还能够发现无症状感染,从而消除传染源,阻断性病的传播。应通知性病患者过去 3 个月内的所有的性伴,无论有无症状都必须到医疗机构接受进一步的检查和处理。性伴通知应注意保密,所有患者和性伴的资料都应妥善保管。

一、性伴通知的方法

医务人员应向确诊的性病患者强调性伴治疗的重要性,说服患者告知与其有性接触的人接受检查和治疗。性伴通知的方法有患者自愿通知、医务人员通知等。每种方法都有一定的优缺点,最好由患者来选择适合自己的通知方法。

1. 患者通知　这是通知性伴的常用方法。医务人员应鼓励患者通知自己所有的性伴到医院进行检查和处理。应告知患者怎样向性伴说明就诊的必要性、时间、地点、联系人以及为其保密等事宜,由患者通知或携带其性伴到医疗机构进行检查和处理。这种方法简单易行,接受与否往往取决于患者对医务人员的信任,以及与医务人员的指导、建议和交流技巧有关。但由于部分患者不愿让性伴知道自己的病情,或寻找不到临时性伴而导致通知率不高。

另一种患者通知的方法是发放联系卡。医务人员发给性病患者联系卡(有几个性伴给几张),请患者转交给性伴,让其性伴根据联系卡上提供的信息主动与医生取得联系,并到医疗机构进行必要的检查和处理。这种方法避免了患者与性伴之间过多的解释,而把解释工作留给医务人员,可以避免许多尴尬。另外性伴来访时可回收并保存联系卡,作为评估性伴通知方式是否有效的依据。这种方法也存在寻找不到临时性伴、患者的性伴尽管拿到联系卡也不主动与医务人员联系等问题。

2. 医务人员通知　尽管医生在临床服务中要求患者通知性伴到医院来检查和处理,但有时会遭到患者的拒绝。这时可行的办法是得到患者的许可,由医务人员直接来通知。这种方法的缺点是一般医疗机构没有专门的医务人员来负责做这件事,而且也可能会影响对患者的保密。

此外,还有一种约定通知的方法,即医生和患者约定一段时间(通常是 24～48 小时),此期间由患者自己通知,如果通知无效或这段时间内性伴没来就诊,则改为医务人员通知。此方法照顾到发挥患者的主动性,在一定程度上也可保密。但是,仍然存在医务人员通知的缺点,而且如果患者通知无效后再依赖于医务人员通知时,可能会耽误对已经感染性病性伴的及时治疗。

3. 其他通知方法　随着网络和通信技术的发展,也可尝试网络通知的方法,特别针对 MSM 人群的性伴。即患者可登录专门的网站,输入告知其性伴的有关信息,并提供性伴的手机号码。网络将向该号码发出短信,要求其凭验证码登录该网站,即可查询到患者的留言及需要到医院检查治疗的信息。其优点是患者的身份可以保密,也可以追踪其性伴是否已经通知到,是否前往医院进行诊治。这种方法在一些地区已经尝试开展。

二、性伴的处理

当患者的性伴来门诊就诊时,医生应按照原先患者的诊断同样进行采集病史、体检、必要的实验室检查、给予治疗及健康教育咨询等服务。在这个过程中也有可能还会发现其同时合并有其他性病。此外,不要忘记询问这些新患者其他性伴的情况,有可能还需要再作进一步的性伴通知。

第五节
HIV 与梅毒咨询检测

感染了 HIV 和梅毒螺旋体后许多人因为没有明显临床症状而未能及时发现和就诊,不仅延误诊断和治疗,而且可以作为传染源而继续发生传播。因此,有必要在门诊开展咨询和主动筛查服务,及早发现感染者,尽早开始规范治疗,并提供随访或转诊服务,以减少感染的进一步传播。建议对性病门诊所有具有高危行为的就诊者开展 HIV 和梅毒(必要时包括其他性病)的咨询和检测。

一、HIV 的咨询检测

目前 HIV 的咨询检测采取两种策略,一种是 HIV 自愿咨询检测(HIV voluntary counseling and testing,VCT),指求询者在经过咨询后使其对于 HIV 检测做出自主选择。另一种是医务人员主动提供的艾滋病检测和咨询(provider-initiated HIV testing & counseling,PITC)。VCT 强调知情同意和自愿检测,而 PITC 则在此基础上,采取知情不拒绝的原则,即将检测作为一种常规服务,如果就诊者未表示拒绝,就为其进行 HIV 检测。PITC 不再提供检测前咨询,而是提供检测前信息服务,可省略对求询者的个人危险因素评估和行为改变的内容。PITC 检测后咨询主要针对检测阳性者,而对于检测阴性者只是提供简单的告知和信息。

医疗机构 HIV 检测咨询服务对象为具有 HIV 感染和艾滋病可疑临床表现者,女性 HIV 感染者所生的婴儿,或具有以下行为的就诊者:吸毒、卖淫嫖娼、多性伴、同性性行为、有偿供血及受血者等,已确诊或疑似为性病者,性病就诊者,术前、住院及有创伤检查的患者,孕产妇,艾滋病患者的配偶或性伴,婚前体检者,结核病患者等。

医务人员开展检测咨询服务步骤是:

(1)提供艾滋病检测信息。以口头或书面形式(发放宣传折页、小册子,或采用海报、宣传画、展板等)向就诊者提供检测服务信息。提供的信息内容包括:接受艾滋病检测的目的,获取结果的时间、地点和方式,承诺保密和所采取的保密措施等。就诊者有权拒绝接受检测,拒绝检测不会影响其得到相应的医疗服务。

(2)登记检测者基本信息,包括现住址和联系电话等。

(3)开展艾滋病抗体检测。各医疗机构可根据自身条件及就诊者需求,选择不同的艾滋病抗体检测试验,如酶联免疫吸附试验或快速检测试验。

(4)告知结果和提供后续服务。阴性结果可由首诊医生或专人口头告知,也可采用书面形式提供结果解释及相关信息。应向就诊者解释阴性结果和窗口期的含义,对未渡过窗口期者提出复查建议。

初筛阳性结果者应由医疗机构经过培训的专人进行单独面对面告知和咨询。应向就诊者解释初筛阳性结果的含义,解释进行艾滋病抗体检测复查和确证试验的重要性,讨论获取确证结果的时间、地点和方式等相关事宜。讨论若确证结果阳性可能带来的影响,告知今后可提供的服务与支持等。

（5）登记初筛阳性者个人信息。医疗机构应根据传染病报告卡及艾滋病性病信息附卡的内容，详细填写初筛阳性者的个人信息。

（6）送检初筛阳性标本。医疗机构应按要求将初筛阳性标本及时送当地艾滋病筛查中心实验室进行复检。如果复检结果阳性，则将标本送实验室进行确认检测。若复检结果阴性，将结果反馈给原送检单位。

（7）阳性确证结果的咨询、告知和疫情报告。应由医疗机构专人或当地疾控中心咨询员进行告知，应向就诊者解释确证结果阳性的含义，提供必要的心理支持；讨论感染可能带来的影响，告知今后可获得的服务与支持；提供避免再次感染和传播的信息和方法等。

医疗机构的医务人员在接到确证阳性报告后，应在 24 小时内填写传染病报告卡和艾滋病性病信息附卡，通过网络直报上报疫情，同时协助疾控中心人员做好感染者的随访和转诊。

（8）提供转诊及后续支持服务。医务人员应根据被检者的具体情况，在自愿的前提下，提供相应的转诊服务。如 CD4 检测、抗病毒治疗、结核病筛查、机会性感染预防、美沙酮维持治疗、清洁针具交换和心理疏导等。

（9）资料登记和汇总。医疗机构应定期对咨询检测完成情况进行统计和汇总。

二、梅毒的咨询检测

提供梅毒的咨询和筛查检测的目的，一是考虑到目前我国梅毒流行严重，及早发现并治疗感染者对控制传播意义重大；二是采一份血就可以同时检测梅毒和 HIV。由于被检测的人群可能更能接受梅毒检测,将梅毒检测与 HIV 检测相结合,也可以促进患者对 HIV 检测的接受性。

各医疗机构对其性病就诊者,艾滋病自愿咨询检测门诊对其求询者,其他医疗机构的各科门诊以及住院部,对具有下列病史或临床表现的就诊者应提供梅毒筛查检测服务:①本人或其性伴具有高危行为史,如非婚性行为、多性伴、商业性性行为、男性同性性行为等。②有可疑梅毒临床表现者。③已确诊或怀疑为其他性病或生殖道感染者。④性伴有性病或生殖道感染者。⑤父母有梅毒病史的幼儿等。

此外,也可视当地梅毒流行情况和医疗安全的要求,对住院、手术前、接受侵入性医疗操作、产前检查、婚前检查等人群开展梅毒筛查。

医务人员应对每一筛查对象说明梅毒螺旋体感染的危险性和危害性,血清筛查的意义,可能出现的检测结果,梅毒螺旋体感染者如何治疗等,在自愿的基础上进行梅毒血清学筛查。对不同意做筛查的对象,不得因此而影响对其的其他医疗服务。

梅毒筛查的血清学方法包括两类,即非梅毒螺旋体血清学试验(非特异性抗体检测)和梅毒螺旋体血清学试验(特异性抗体检测)。前者包括快速血浆反应素环状卡片试验(RPR)、甲苯胺红不加热血清试验(TRUST);后者包括梅毒螺旋体颗粒凝集试验(TPPA)、梅毒螺旋体血球凝集试验(TPHA)、酶联免疫吸附试验(ELISA)、快速免疫层析检测法(RT)等。

根据实际情况,可以选择上述任一类检测方法中的任何一种检测方法进行初筛,另一类方法进行复检。以往多采用非梅毒螺旋体血清学试验(如 RPR)进行初筛,采用梅毒螺旋体血清学试验(如 TPPA)进行复检,以确认 RPR 阳性者为梅毒螺旋体感染。目前在多数医疗机构广泛使用 ELISA 或化学发光法进行梅毒检测,将该方法作为梅毒初筛检测,然后采用一种非梅毒螺旋体血清学试验(如 RPR)进行复检,为判断是否为现症梅毒提供依据。具体筛查策略参见第三章"实验室检查"第二节"实验室检查方法及其临床意义"。

在医疗机构参与针对高危人群开展的外展服务中,在开展梅毒筛查服务时,可采用快速免疫层析检测法(RT),以及时发现目前或既往可疑感染者,对 RT 检测阳性者及时转诊到医疗机构,进一步通过一种非梅毒螺旋体血清学试验(如 RPR)进行复检;在有条件的情况下对 RPR 检测阴性者再采用 TPPA 进行复检,以排除 RT 检测的假阳性。

检测结果需及时告知就诊者,并解释检测结果的意义,提供有关梅毒预防的咨询,不得歧视梅毒患者,并做好保密工作。对于确诊为现症梅毒的患者,应予规范的治疗和处理。

承担梅毒筛查检测的医疗机构应具备进行梅毒初筛试验的能力,没有条件进行梅毒确诊试验的机构,应建立梅毒血清确诊的转诊制度。

第六节
临床医疗机构参与的外展服务

高危人群（暗娼、MSM）性病患病率高，对性病诊疗和生殖健康服务的需求较大，但目前疾控中心开展的外展工作很少能够提供这些服务。调动医疗卫生机构医务人员配合性病艾滋病干预工作积极性与主动性，参与外展服务工作可以满足目标人群对临床服务的更多需求。通过开展讲座和咨询服务传授更多性病预防及生殖健康的知识和防病技巧，更加深入和全面地解答目标人群提出的各种与疾病临床有关的问题。在现场进行简单的病史询问和体格检查，及时发现疾病的可疑症状和体征，并转诊有需求的目标人群到规范的性病门诊寻求进一步的检查和处理。

一、外展服务工作内容

临床医务人员参与高危人群外展工作提供的服务包括以下几点。

（1）提供性病防治知识的宣传、健康教育与咨询服务。在外展工作中，除宣传性病艾滋病的传播途径和危害外，还应给目标人群提供包括性病、妇科病、生殖道感染的防治等较全面的咨询服务，以最大限度提高目标人群的信任度和依从性。

该项工作可以通过讲座、游戏、个人咨询等形式进行。

（2）安全性行为的倡导和安全套使用的促进。安全性行为指那些既能减少性活动传播疾病的风险又能满足性需求的行为。工作人员应在现场倡导安全性行为，鼓励100％安全套使用，指导目标人群坚持使用、正确使用安全套。并提供质量可靠的安全套，以及与之配套的水溶性润滑剂，以提高安全套使用的舒适性，降低在使用过程中破损的风险。

（3）现场健康体检。医务人员通过在现场提供讲座和咨询，引起目标人群的关注，同时可以通过现场交流、简单的体检或者携带必要的设备进行现场健康检查，帮助目标人群及早发现可疑的性病和生殖道感染的症状和体征，并通过转诊方式提供更好、更有效的诊疗服务。

（4）现场性病艾滋病检测服务。医务人员在提供性病艾滋病防治知识的健康教育和咨询服务的基础上，可现场为目标人群采血，送交梅毒和HIV检测。目前提倡采用快检试剂现场检测，当时就可以得到初步的检测结果，有利于对目标人群的及时干预及进一步转诊。

（5）转诊服务。转诊服务是外展人员根据求询者的需求（或快检结果），将其推荐转诊到适宜的机构寻求进一步服务和帮助，也是弥补现场自身不足和充分利用与整合多方面资源的方法。转诊工作的范围一般包括四个方面，即医疗服务、预防服务、心理支持和社会支持。

外展医务人员应了解能够提供相关服务的机构和能力，给予目标人群转诊指导，包括接诊机构的名称、服务内容、地点、联系方式、乘车路线、工作时间、联系电话、所需费用等，让目标人群根据自己的情况和需求选择服务机构。应协助联系和安排转诊，可以采用电话预约、发放转诊卡等方式进行。当出现为了转诊需要透露与目标人群身份识别有关信息的时候，必须征得目标人群的同意。

二、外展服务工作模式

医疗机构的医务人员为高危人群提供性病服务已经在越来越多的外展工作实践中应用，在以往开展的多个国际合作项目中尝试过多种工作模式，根据实践结果和工作经验，以下两种模式的可行性较好。

（1）临床医务人员参与当地疾控中心（或社会组织）组织的外展服务。为了在外展工作中提供性病服务，部分地区动员、培训医疗机构的皮肤性病科或妇产科医生参与当地高危人群干预工作队的外展活动。临床医生与干预工作队成员一同深入高危场所，前者可提供性病、生殖健康的讲座和咨询服务，并转诊有需求的目标人群到门诊得到优质的临床服务。

这种提供性病服务的模式提高了医疗卫生机构医务人员参与外展工作的可行性；在现场能够提供性病、生殖健康服务，提高了外展工作的质量。其缺点是大多临床医生把此项工作当作额外的工作，有的医疗卫生机构领导对此项工作不能给予足够的重视，因此临床医生参与的积极性普遍不高，责任心也不强，较难持续性开展。

（2）依托社区卫生服务中心开展的外展服务。该模式是由同伴教育员、社区卫生服务中心和疾控中心共同构建的外展模式，分工协作，各负其责；其中同伴教育员负责向场所新来的目标人员宣传性病艾滋病防治的基本知识、介绍安全套的正确使用方法、介绍正确的求医行为以及转诊有需求的人到医疗卫生机构就诊；社区卫生服务中心的医务人员每月去每个场所走访一次，进行性病预防和生殖保健讲座，并提供咨询和转诊服务工作。疾控中心负责制订外展工作计划、培训场所同伴教育员、社区外展医生、提供外展服务工作的技术支持以及督导、考核和评估各社区外展工作的质量。

该模式充分调动了可利用的资源，责任明确，引入了管理机制，提高了对场所的覆盖率。缺点是社区医务人员外展工作能力和技巧普遍较差，工作积极性不高，有的社区卫生服务中心缺乏足够的外展人员，难以持续地开展工作。

各地可结合当地的具体情况，动员临床医务人员参与针对高危人群的外展服务，在外展服务工作中逐步纳入性病、生殖健康的服务，通过政府购买服务和培训等工作，鼓励基层医疗卫生机构，包括社区卫生服务中心、乡镇卫生院参与针对高危人群的外展工作。以进一步扩大性病艾滋病综合干预工作的覆盖面，提高干预工作的质量和效果。

第三章
实验室检查

第一节
标本采集

标本采集作为性传播疾病实验室检查的第一步,是关键步骤,直接决定了实验室检查结果的准确性,进而可影响临床诊断。需根据待检测的性病病原体及检测方法选择适当的采集方法,其基本原则是:①选用合适的取材方法,以简便、尽量不损伤患者为宜。②所使用的取材器材应符合检测的要求。③取得的样本量应足够。④每个样本容器都应标明唯一的标识号,便于运输和保存。

一、皮肤黏膜标本

主要是取皮肤黏膜的溃疡、丘疹、斑块、赘生物等损害标本,用于显微镜直接检查、微生物培养、抗原检测、核酸检测等。根据皮损的不同取材方法略有差异,但一般来说理想的标本为不含血细胞的组织液。取材前用等渗盐水浸湿的纱布小心清洗,将表面痂皮及污物去除。用干棉拭子或用钝的不锈钢刮刀摩擦皮损并挤压使之产生组织渗出液。如皮损为斑块或赘生物,可用钝刀直接刮取部分皮损组织用来检查。如为水疱,则可用注射器从成熟的水疱或脓疱中抽取液体,注入运送液中。也可刺破水疱后用棉拭子擦拭水疱基底取材,并将棉拭头剪断放入装有运送液的容器中。

二、血液标本

1. **血清标本** 用一次性注射器（或真空采血管）抽取静脉血 2～5 ml，室温下自然放置 1～2 小时，待血液凝固、血块收缩后再用 1 500～3 000 转/分离心 15 分钟，吸出上层血清，置于合适的容器中，备用。

2. **血浆标本** 用抗凝（含肝素、EDTA 等）真空采血管抽取适量静脉血，轻轻颠倒混匀 8～10 次，1 500～3 000 转/分离心 15 分钟，吸出上层血浆，置于合适的容器中，备用。

3. **末梢全血** 消毒局部皮肤（成人和 1 岁以上儿童可选择手指或耳垂，1 岁以下儿童选择足跟部）。一次性采血针刺破皮肤，用无菌棉签擦掉第一滴血。收集滴出的血液，立即用于检测。

三、泌尿生殖道标本

1. **男性尿道标本** 患者在采集标本前的 2 小时内不要排尿。将拭子插入尿道 2～3 cm 深处，轻柔地转动拭子并停留 5～10 秒钟后取出。取材前从阴茎根部向尿道口方向挤压 3～4 次有助于获取更多的尿道分泌物标本。

2. **女性泌尿生殖道标本**

（1）尿道：患者在采集标本前的 2 小时内不要排尿。如果在尿道口处有阴道分泌物，则首先除去分泌物。将拭子插入尿道 1～2 cm 深处，轻柔地转动拭子并停留 5～10 秒钟后取出。

（2）阴道：插入扩阴器。将拭子通过扩阴器插入，采集阴道后穹隆中的分泌物。如无明显分泌物,则可擦拭阴道后穹隆的阴道壁进行取材。注意不能用润滑剂润滑扩阴器,而应使用生理盐水。

(3)子宫颈管:插入扩阴器。用一支棉拭子去除子宫颈外口的分泌物,弃去。另取一支棉拭子插入子宫颈管内 1～2 cm 处,旋转拭子,停留 5～10 秒钟后取出送检。

四、其他标本

1. 咽 充分暴露咽部。用棉拭子擦拭咽后壁或扁桃体隐窝进行取材。

2. 直肠 可以盲取或肛镜取材,有症状的患者最好采用肛镜取材。盲取时,将拭子插入肛管 2～3 cm,拭子沿一侧摩擦直肠侧壁以免粪便污染。如果有粪便污染,应弃去拭子重取。使用肛镜检测可以在直视下取材,避免粪便污染。注意不能用润滑剂润滑肛镜,而应使用生理盐水。

3. 淋巴液 消毒皮肤,用无菌注射器及 12 号针头,吸取无菌等渗盐水 0.25～0.5 ml,无菌操作下穿刺淋巴结并注入盐水,再吸入到注射器内。反复 2～3 次后,吸取淋巴液立即送检。

4. 阴毛 仔细检查腹股沟和耻骨区的阴毛,用镊子从阴毛上取下阴虱;或用眼科剪剪下贴附有阴虱卵的阴毛进行镜检。

5. 尿液 患者应憋尿 2 小时后取材。收集新鲜前段尿 10～20 ml,装入容器并密封送检。

6. 脑脊液 应由相关专业人员操作。患者侧卧于硬板床,两手抱膝紧贴腹部,头向前胸屈曲,使躯干呈弓形,以髂后上棘连线与后正中线的交点为穿刺点,相当于第 3～4 腰椎棘突间隙,消毒处理后,用 2%利多卡因自皮肤到椎间韧带做局部麻醉。术者用左手固定穿刺皮肤,右手持穿刺针以垂直背部方向缓缓刺入,针尖稍斜向头部,成人进针深度约 4～6 cm,儿童约 2～4 cm。当针头穿过韧带与硬脑膜时,有阻力突然消失落空感,此时可将针芯慢慢抽出,即可见脑脊液流出,置于合适的容器中,备用。

第二节
实验室检查方法及其临床意义

实验室检测方法应根据国家颁布的相关行业标准和实际工作需求进行选择。用于临床诊断的检测方法应使用经国家食品药品监督管理局注册批准的试剂，推荐使用经过国家级相关机构进行实验室临床质量评估结果性能较好的试剂。检测方法选择应该遵循以下原则：①具备较高的敏感性和特异性。②符合该实验室所承担的任务要求。③操作简便，技术可靠、稳定。④结果易于观察。⑤试剂价格低廉，患者易于接受。⑥有良好的阳性预期值和阴性预期值。⑦核酸检测应在符合相关要求的实验室开展。

一、梅　毒

梅毒实验室检测结果是梅毒诊断的主要依据，包括病原学检测和血清学检测。

（一）病原学检测

病原学检测有暗视野显微镜检查、镀银染色检查及核酸检测等方法。

1. 原理　在梅毒螺旋体感染后，局部出现的硬下疳、肿大淋巴结的淋巴液,以及二期梅毒湿丘疹、扁平湿疣及黏膜斑皮损,梅毒孕妇羊水中存在梅毒螺旋体,可以通过暗视野显微镜、镀银染色或核酸检测检出。

2. 检测方法

(1)暗视野显微镜检查:取皮损部位渗出液或淋巴结抽吸液,立即在暗视野显微镜下查找具有特征性形态和运动特点的梅毒螺旋体。

(2)镀银染色法:取材同上。梅毒螺旋体具有亲银性,可被含银染液染成棕黑色,显微镜下可观察到呈棕褐色的梅毒螺旋体。

(3)核酸检测:取材同上。采用 PCR 等核酸扩增的方法,扩增检测梅毒螺旋体特异性 DNA 片段。

3. 临床意义

(1)病原学检查是一期、二期梅毒重要的诊断依据,推荐作为性病诊疗机构实验室常规检测手段之一。

(2)显微镜检测的敏感性较低,未见梅毒螺旋体不能排除梅毒。局部外用药物、口服抗生素、皮损已接近自然消退、操作人员经验不足等均可导致假阴性结果。

(3)核酸检测的敏感性较高,但如取材不当,或标本中含梅毒螺旋体数量少,或含有抑制物,均可导致假阴性结果。

(二)血清学检测

血清学检测包括非梅毒螺旋体血清学试验和梅毒螺旋体血清学试验两大类,见表 3-1。

1. 原理

(1)非梅毒螺旋体血清学试验是检测梅毒患者体内针对心磷脂抗原的抗体,亦称为反应素。感染梅毒螺旋体 3~4 周后即可产生这种抗体,经过有效的抗梅毒治疗后,此抗体滴度

表 3 - 1　梅毒血清学检测方法

血清学检测方法分类	检测方法	方法缩写
非梅毒螺旋体血清学试验	快速血浆反应素环状卡片试验 甲苯胺红不加热血清试验 性病研究实验室试验	RPR TRUST VDRL
梅毒螺旋体血清学试验	梅毒螺旋体颗粒凝集试验 酶联免疫吸附试验 快速免疫层析检测法 化学发光免疫分析法 荧光螺旋体抗体吸收试验 梅毒螺旋体蛋白印迹试验	TPPA ELISA RT CLIA FTA - ABS WB

可下降直至转阴。

（2）梅毒螺旋体血清学试验是检测梅毒患者体内抗梅毒螺旋体抗原的抗体。感染梅毒螺旋体后 2～4 周可产生该抗体，一般情况下，抗梅毒治疗后该抗体仍持续存在，不能从体内消失。

2. 检测方法

（1）RPR/TRUST：分为定性和半定量试验。定性试验为原倍血清与抗原反应，产生凝集反应为阳性结果；半定量试验是将定性试验阳性的血清进行对倍稀释，根据出现凝集反应的血清最高稀释倍数报告抗体滴度。

（2）VDRL：检测方法类似于 RPR，但结果需要采用显微镜观察，目前国内尚无商品化试剂。

（3）TPPA：是目前梅毒螺旋体血清学试验的"金标准"，具有较高的敏感性和特异性。试剂中的致敏颗粒与血清反应出现凝集现象为阳性结果。

（4）ELISA/CLIA：通过酶促底物显色或发光检测抗体，适合大批量标本的检测，标本 A 值大于或等于阈值为阳性结果。此类方法的特点是具有较高的敏感性，但存在一定的假阳性，建议对该方法阳性血清采用 TPPA 方法复检。

（5）RT：该方法简便快速，根据显色条带判读结果。建议对该方法阳性血清采用 TPPA 方法复检。

（6）IgM 抗体检测：采用 IgM‑FTA‑ABS、IgM‑ELISA 或 IgM‑蛋白印迹法检测患者血中抗梅毒螺旋体 IgM 抗体。目前国内的商品化试剂是采用蛋白印迹法。

3. 临床意义

梅毒螺旋体血清学试验和非梅毒螺旋体血清学试验的结果解释见表3‑2。两类试验具有不同的临床意义，需要综合两类试验的结果，并结合病史和临床表现，才能做出正确的诊断。

表3‑2　梅毒血清学试验结果的参考解释

试验结果		参考结果解释
梅毒螺旋体血清学试验	非梅毒螺旋体血清学试验	
阳性	阳性	现症梅毒，梅毒治疗后随访者，部分晚期梅毒
阴性	阳性	梅毒非特异性抗体生物学假阳性
阳性	阴性	极早期梅毒，既往梅毒感染，部分晚期梅毒，早期梅毒治疗后
阴性	阴性	排除梅毒感染，极早期梅毒（处于窗口期）

注：两类梅毒血清学试验均阳性也见于胎传梅毒，但后者的诊断要参照病史及非梅毒螺旋体血清学试验滴度变化情况来综合判断（参见第四章"特定疾病的临床处理"第一节"梅毒"）。

（1）非梅毒螺旋体血清学试验：非梅毒螺旋体血清学试验结果阳性可作为诊断梅毒感染的依据，但该试验存在一定的生物学假阳性，所以检测阳性结果需通过梅毒螺旋体血清学试验确证。观察血清中该抗体的滴度的变化可以用于梅毒疗效的判断。VDRL 检测脑脊液中的抗体对于诊断神经梅毒有重要价值。

（2）梅毒螺旋体血清学试验：梅毒螺旋体血清学试验结

果阳性可确认为梅毒螺旋体感染。因既往感染已治愈的患者该抗体也可为阳性，需通过非梅毒螺旋体血清学试验验证是否为现症梅毒，所以也不能作为疗效的观察指标。

（3）IgM 抗体：新生儿血中检测到 IgM 抗体是胎传梅毒的诊断依据。脑脊液中检测到 IgM 抗体可作为神经梅毒的确诊依据。

（4）窗口期：两类梅毒血清学试验均存在抗体产生的"窗口期"，在梅毒感染的较早期，抗体检测可呈阴性。因此梅毒血清学试验结果阴性时，应根据病史、临床表现以及高危行为史判断是否需要进一步做血清学检测随访。

4. 检测策略

梅毒血清学检测策略主要分为经典策略、逆向策略。

（1）经典策略：采用非梅毒螺旋体血清学试验初筛。

采用 RPR（或 TRUST）对样品进行初筛，呈阴性反应的样品，可出具 RPR 阴性报告；对呈阳性反应的样品，需进一步采用梅毒螺旋体血清学试验（以 TPPA 试验为例）复检确认是否为梅毒螺旋体感染，同时做 RPR 定量试验用于疗效判断随访。TPPA 试验呈阳性反应的样品，出具 RPR 阳性及滴度（1∶X）、TPPA 阳性报告；TPPA 试验呈阴性反应的样品，出具 RPR 阳性、TPPA 阴性报告（图 3 - 1）。如采用 ELISA/CLIA/RT 试验复检出现 RPR 阳性、ELISA/CLIA/RT 阴性结果，建议进一步（或转诊）采用 TPPA 试验作验证。

（2）逆向策略：采用梅毒螺旋体血清学试验初筛。

采用 ELISA/CLIA/RT 对样品进行初筛，对呈阴性反应的样品，可出具 ELISA/CLIA/RT 阴性报告；对呈阳性反应的样品，进一步采用任何一种非梅毒螺旋体血清学试验（如 RPR）进行复检，同时应做 RPR 半定量试验，复检时 RPR 呈

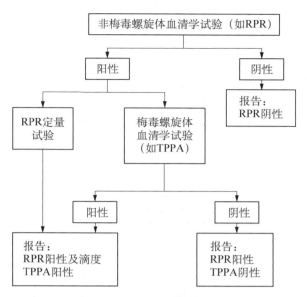

图 3-1　梅毒血清学经典检测策略

阳性反应的样品，出具 ELISA/CLIA/RT 阳性、RPR 阳性及滴度（1∶X）的报告。复检时 RPR 呈阴性反应的样品，可出具 ELISA/CLIA/RT 阳性、RPR 阴性报告。出现 ELISA/CLIA/RT 阳性、RPR 阴性结果，建议进一步（或转诊）采用 TPPA 试验再次复检，如复检阳性可出具 ELISA/CLIA/RT 阳性、TPPA 阳性、RPR 阴性报告，如复检阴性可出具 ELISA/CLIA/RT 阳性、TPPA 阴性、RPR 阴性报告。具体内容见图 3-2。根据实验室条件也可采用 TPPA 对样品进行初筛。

二、淋　病

　　淋病的实验室检测主要是分泌物涂片直接显微镜检查、淋球菌培养和核酸检测。此外开展淋球菌药物敏感性检测对

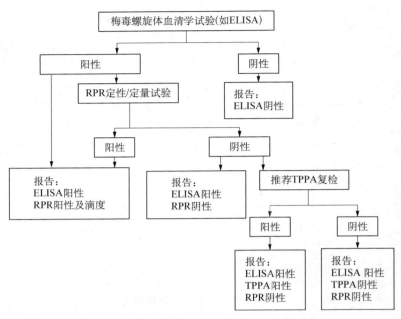

图 3 - 2　梅毒血清学逆向检测策略

指导临床用药以及监测耐药趋势非常有意义。

（一）显微镜检查

1. 原理　淋球菌为革兰染色阴性双球菌,无荚膜、无鞭毛、无芽孢,常成对排列,菌体呈肾形,两菌长轴平行,接触面平坦。显微镜下见到多形核白细胞内有形态典型的革兰阴性双球菌,具有一定的诊断价值。

2. 检测方法　将采集的标本拭子在玻片上转动铺开,革兰染色后在油镜(×1 000)下观察。根据镜检结果报告"多形核白细胞内见到革兰阴性双球菌"或"多形核白细胞外见到革兰阴性双球菌"或"未见到革兰阴性双球菌"。

3. 临床意义

（1）在有临床表现的男性患者尿道涂片中见多形核白细

胞内革兰阴性双球菌,支持对淋病的诊断,其敏感性和特异性分别达到95%和98%。

(2)该方法对女性患者的宫颈涂片、男女性患者的直肠以及咽喉等部位标本涂片的临床诊断价值较小,敏感性为50%~70%。需进一步做淋球菌培养,以防漏诊。

(3)如果在多形核白细胞外见到革兰阴性双球菌,需做培养进行确证。

(二)培养法

1. 原理 淋球菌培养要求培养基营养丰富,含有增菌剂,并加入特定抗生素以抑制杂菌的生长。这样在合适的培养环境条件下,形成有一定形态特征的菌落,并可进一步鉴定是否为淋球菌。

2. 检测方法

(1)宫颈或尿道拭子标本采集后立即接种到培养基(如改良的 T-M 培养基)平皿中。将培养皿置于含 5% CO_2 的培养箱(或烛缸)中,35~36 ℃孵育。

(2)取典型的菌落做革兰染色、氧化酶试验,进行淋球菌的初步鉴定。

(3)如有必要可行糖发酵等试验以确证淋球菌。

3. 临床意义

(1)培养法是诊断淋病的"金标准",敏感性和特异性高。

(2)对于女性患者的宫颈标本,采自非生殖器部位(如咽喉、肛门直肠、血液等)的标本,无症状感染者的标本,均适合采用培养法。培养法也适合作为判愈试验。

(3)经培养分离纯化的菌株可以在低温条件下保存,以进一步进行药敏试验。

（三）核酸检测

1. 原理　常用的核酸检测技术是通过扩增淋球菌的特异性 DNA 片段进行检测。核酸检测与培养法相比，特异性相似但敏感性更高，检测耗时短，但需要在相关部门验收合格的核酸检测实验室进行，需要有合格的实验室条件。

2. 方法　多采用实时荧光 PCR 法。

3. 临床意义

（1）适合多种标本，如宫颈、阴道、尿道、尿液标本中的淋球菌检测，不需要活菌。

（2）具有较高的敏感性和特异性，只要有少量拷贝的靶 DNA 或 RNA，即能扩增产生阳性信号。适合于大批量样本的筛查检测。

（3）如作为治疗后的判愈试验应在治疗后的 3 周后采集标本进行检测。

（四）药物敏感性检测

目前用于淋球菌药物敏感性检测的主要方法有：琼脂纸片扩散法（定性）、E-test（定量）、琼脂稀释法（定量）、微量稀释法（定量）、全自动细菌鉴定分析仪（定性）、质谱法（MALDI-TOF）（定性）以及分子生物学方法（定性）等，各级实验室可以根据本机构微生物实验室条件采用相应的检测方法。

三、生殖道沙眼衣原体感染

生殖道沙眼衣原体感染的实验室检测方法包括细胞培养、抗原检测和核酸检测法等。血清学检测仅适用于性病性淋巴肉芽肿或少数有并发症的生殖道沙眼衣原体感染的诊断。直接涂片法检测敏感性较低,很少用于生殖道沙眼衣原体感染的诊断。

(一)抗原检测

1. 原理　通过快速免疫层析、ELISA 和直接免疫荧光试验(DFA)等方法,检测临床标本中的沙眼衣原体抗原。

2. 检测方法

(1)快速免疫层析法:在特制的试验板内置包被有抗衣原体抗体的试纸条,在试验窗口中加入经处理的标本,根据结果窗口是否出现显色条带判读结果。

(2)ELISA:在微量板孔中包被抗衣原体抗体,与标本中的衣原体抗原反应,通过酶促底物显色进行结果判读。

(3)DFA:临床标本涂片,加荧光标记的抗衣原体单克隆抗体,荧光显微镜下观察发荧光的衣原体颗粒。

3. 临床意义

(1)快速免疫层析法适合于具有临床表现的患者的快速诊断,以及小型实验室沙眼衣原体感染筛查。由于该法敏感性较低,检测阴性不能排除沙眼衣原体感染。

(2)ELISA 法适合于有较多标本的实验室的批量检测和筛查。在高流行率人群中,该法检测阳性,结合病史可诊断为沙眼衣原体感染;而在低流行率人群中,阳性结果的解释宜慎重,必要时行其他检测试验(如 DFA)进一步确证。筛查阴性样本不能完全排除沙眼衣原体感染。

(3)DFA 具有适宜的敏感性和特异性,可用于临床样本的快速检测,也可用于快速层析和 ELISA 法检测阳性样本的复核。

(二)核酸检测

1. 原理　通过扩增临床标本中的沙眼衣原体的特异性

DNA 片段来检测病原体。核酸检测具有较高的敏感性和特异性,检测耗时短。此法已逐渐成为沙眼衣原体主要的检测手段之一。

2. 检测方法　多采用实时荧光 PCR 法。

3. 临床意义　核酸扩增检测具有较高的敏感性(90%~97%)和特异性(99%~100%),不仅可用于宫颈、尿道标本的检测,也可用于尿液和阴道标本的检测。

(三) 细胞培养

1. 原理　沙眼衣原体自身不能产生三磷酸腺苷(ATP),需依赖于宿主细胞提供。通过细胞培养为其提供适宜的生长条件。

2. 检测方法　将标本接种单层敏感细胞,衣原体生长增殖后,在感染细胞内形成包涵体。通过碘染色、姬姆萨染色或直接免疫荧光染色观察结果。

3. 临床意义

(1) 细胞培养是检测沙眼衣原体的"金标准"方法,其特异性可达 100%,但敏感性依实验室和样本类型而不同,通常在 70%~90% 之间。培养阴性不能完全排除沙眼衣原体感染。

(2) 此法对实验室条件要求较高,一般不作为常规临床检测方法。但细胞培养分离出沙眼衣原体,可进一步用于测定其药物敏感性。

四、生殖器疱疹

生殖器疱疹的实验室诊断方法主要有病毒培养、核酸检测、抗原检测(ELISA、DFA)以及型特异性抗体血清学检测法。

(一) 抗原检测

1. 原理　HSV 抗原检测常用的方法有 ELISA、DFA 等。以抗 HSV 单克隆抗体或多克隆抗体为基础,检测皮损涂片等标本的 HSV 抗原。

2. 检测方法

(1) ELISA:在微量板孔中包被抗 HSV 抗体,与标本中的 HSV 抗原反应,通过酶促底物显色进行结果判读。

(2) DFA:临床标本涂片,加荧光标记的抗 HSV 单克隆抗体,荧光显微镜下观察发荧光的病毒颗粒。

3. 临床意义　ELISA 可用于大样本检测。DFA 方法简便,敏感性和特异性较高,可常规用于临床标本检测,也可用于对 HSV 分离培养物的鉴定。

(二) HSV‐2 型特异性抗体血清学试验

1. 原理　采用 ELISA 法,检测患者血清中 HSV‐2 型特异性抗体。目前已有检测血清 HSV‐2 IgG 和 IgM 抗体 ELISA 试剂盒。

2. 检测方法　型特异性的 HSV‐2 抗原与血清标本中的相应抗体,形成抗原抗体复合物,再与酶标记的抗人抗体 (IgG 或 IgM)结合,加入酶促底物显色反应判读结果。

3. 临床意义

(1)该法可用于证实既往 HSV‐2 感染,作为不典型生殖器疱疹的辅助诊断。在血清中检出 HSV‐2 的 IgM 抗体,提示该型 HSV 的近期感染史。

(2)该法可用于发现亚临床或无症状生殖器 HSV‐2 感染,并可作为生殖器疱疹患者性伴的 HSV 感染状况的判断。

（3）血清学试验结果需结合病史、临床表现等，必要时做其他实验室检查，综合判断病情，做出诊断。不能只凭血清学试验结果就做出生殖器疱疹的诊断。

（三）核酸检测

1. 原理　常用的核酸检测技术是核酸扩增试验，通过扩增临床标本中的 HSV 特异性 DNA 片段进行检测。

2. 检测方法　多采用荧光实时 PCR 法，可检测 HSV‑1 或 HSV‑2。

3. 临床意义　核酸检测法的特异性和敏感性高，适用于临床诊断。国内已有通过 SFDA 认可的 HSV‑1 和 HSV‑2 荧光实时 PCR 试剂。

（四）细胞培养

1. 原理　HSV 为细胞内寄生微生物，可在某些细胞系中生长。因此，通过体外细胞培养法可分离检测到 HSV。

2. 方法及结果　临床标本接种于敏感的细胞单层，培养后可观察到宿主细胞中发生的特征性的细胞病变，应用荧光标记的 HSV 单克隆抗体可进一步做 HSV 的鉴定及分型。

3. 临床意义　该法是检测 HSV 的"金标准"，可用于临床病例的确诊。但需要较高的实验室条件，不推荐作为常规的临床实验室检测。培养的敏感性随皮疹类型不同而异，水疱性损害的检测阳性率最高。

五、尖锐湿疣

尖锐湿疣的实验室诊断方法主要有核酸检测和组织病理检查。

（一）组织病理检查

1. 原理　尖锐湿疣病变组织的病理表现具有一定的特征性，可以作为尖锐湿疣的辅助诊断。

2. 检测方法　将皮损组织标本经切片、染色等处理，镜下观察组织病理学变化。

3. 临床意义　特征性病理组织像如表皮角化不全，乳头瘤样增生，棘层肥厚，表皮内出现空泡化细胞（凹空细胞）等，可辅助诊断尖锐湿疣，并可与其他皮肤病鉴别诊断。

（二）核酸检测

1. 原理　常用核酸扩增试验，通过扩增临床标本中的HPV特异性基因进行检测和分型。

2. 检测方法　目前有多种核酸检测方法，包括荧光实时PCR、核酸探针杂交试验等。不同方法可检测HPV不同的型别，包括HPV 16、18等高危型以及HPV 6、11等低危型。

3. 临床意义

（1）核酸检测法的特异性和敏感性高，适用于临床判断HPV感染；但由于多数人感染HPV后不发病，同时其他疾病（如鲍温样丘疹病）的皮损中也能检测出HPV DNA。故用于诊断尖锐湿疣时，应结合临床表现和流行病学史综合分析。

（2）女性宫颈标本检测到高危型HPV，提示患宫颈癌的风险度增加。患者需做进一步的检查及密切随访。

六、阴道滴虫病

（一）显微镜检查

1. 原理　阴道毛滴虫运动活泼，具有特有运动方式。以高倍显微镜观察到临床标本中的虫体,可作为诊断依据。

2. 检测方法　一般临床采用湿片法(悬滴法),将含有滴虫的分泌物置于含等渗生理盐水的载玻片上,镜下根据阴道毛滴虫的特殊形态和活动方式进行检查,见到阴道毛滴虫报告阳性结果。

3. 临床意义　滴虫检查阳性,结合临床表现,即可做出诊断。

(二)培养

1. 原理　阴道毛滴虫可在特定培养基中生长。若标本中滴虫数量较少,镜检阳性率较低,可用培养法增殖虫体,以提高检出率。

2. 检测方法　将标本接种到培养基中。培养至 4 天,每天应用湿片法观察是否有阴道毛滴虫生长。培养出阴道毛滴虫报告阳性。

3. 临床意义

(1)培养法是检查阴道毛滴虫最为敏感的方法,敏感性可达 98%,且特异性强。常用于女性无症状感染、慢性感染的诊断,也可用于男性患者尿道毛滴虫感染的诊断。

(2)该法可用于药物敏感试验以及观察疗效。

七、生殖器念珠菌病

(一)显微镜检查

1. 原理　临床标本以生理盐水(或加 10% KOH 处理)进行涂片,镜下观察到芽生孢子和假菌丝,可作为诊断依据。

2. 检测方法　在玻片上,滴上 1 滴生理盐水,与 1 滴 10% KOH 溶液混合,将阴道分泌物标本置于生理盐水中立即镜检。也可以将拭子在玻片上转动涂匀,固定并革兰染色。根据显微镜下是否观察到假菌丝和芽生孢子做出报告。

3. 临床意义 镜检见假菌丝及芽生孢子可确诊为念珠菌感染,但不能确定为何种念珠菌,需做培养来确定。镜检的敏感性低,阴性结果不能排除感染。

(二)培养

1. 原理 念珠菌在沙氏葡萄糖琼脂(SDA)上生长,形成特征性菌落,根据菌落形态和显微镜下结构特征判断念珠菌是否生长。

2. 检测方法 将阴道分泌物标本接种于 SDA 培养基上并孵育。如果有疑似菌落生长,需进一步鉴定到菌种,才报告结果。培养 5 天后没有疑似菌落生长,可报告"无念珠菌生长"。

3. 临床意义 培养结果阳性可确诊念珠菌感染。培养阳性者可进一步进行念珠菌种鉴定和药物敏感试验,对指导临床用药及判断疗效有意义。

八、细菌性阴道病

(一)阴道分泌物 pH 测定和嗅试验

1. 原理 细菌性阴道病时,正常菌群乳酸杆菌减少,而阴道加特纳菌及一些厌氧菌过度生长,其代谢产物胺类增多,使阴道分泌物 pH 增高。在分泌物中滴加 10%KOH 可导致游离氨释放,产生典型的鱼腥样气味,为嗅试验(也称胺试验)阳性。

2. 检测方法

(1)pH 测定:用拭子采集阴道分泌物后,直接接触 pH

试纸。也可在扩阴器从阴道取出后,将 pH 试纸接触其顶端分泌物。

(2) 嗅试验:取 1 滴阴道分泌物置于载玻片上,加 1 滴 10% KOH,闻到氨味或鱼腥样气味即为嗅试验阳性。

3. 临床意义　正常成人阴道分泌物呈酸性,pH 为 4.0 左右。在细菌性阴道病时 pH 通常＞4.5。pH 测定的敏感性较高(92%～97%),但特异性低。阴道分泌物污染了月经血、宫颈黏液及患者有滴虫感染时,其 pH 亦可增高。

(二) 线索细胞检查

1. 原理　细菌性阴道病时,过度生长的阴道加特纳菌、厌氧菌吸附在阴道鳞状上皮细胞表面,使细胞边缘模糊不清呈锯齿状,形成有特殊外观的线索细胞。

2. 检测方法　多采用湿片法,在载玻片上加 1 滴生理盐水,将阴道分泌物与其混合成悬液,显微镜下检查。也可将阴道分泌物标本涂片作革兰染色后镜检。

3. 临床意义　当线索细胞占全部上皮细胞的 20% 以上时一般认为可诊断细菌性阴道病。湿片法的敏感性在 80% 以上,特异性在 90% 以上。革兰染色法的敏感性和特异性稍高于湿片法。

(三) 阴道菌群的检查

1. 原理　细菌性阴道病时,正常菌群乳酸杆菌减少,而阴道加特纳菌及一些厌氧菌过度生长。通过观察不同菌群的形态和数量,建立 Nugent 评分标准,用于细菌性阴道病的诊断。

2. 方法　阴道拭子分泌物涂片,做革兰染色,油镜(×1 000)下观察。

3. 临床意义　Nugent 评分标准见表 3-3,对诊断细菌性阴道病的敏感性和特异性较高。

表 3-3　Nugent 评分标准

细菌形态	每一种形态的分值				
	无	1+	2+	3+	4+
大的革兰阳性杆菌	4	3	2	1	0
小的革兰阴性/变异杆菌	0	1	2	3	4
弧形革兰阴性/变异杆菌	0	1	1	2	2

注:① 1+:<1 个/1 000 倍;2+:1~5 个/1 000 倍;3+:6~30 个/1 000 倍;
　　4+:>30 个/1 000 倍。
　　② 4 分以下为正常,4~6 分为中间型,6 分以上提示细菌性阴道病。

九、生殖道支原体感染

生殖道感染相关的支原体主要有生殖支原体(Mg)、解脲脲原体(Uu)及人型支原体(Mh),实验室检测方法主要有培养法和核酸检测法。

(一) 培养法

1. 原理　在液体培养基中生长的解脲脲原体可以分解尿素,人型支原体可以分解精氨酸,其产物均能使培养基的 pH 上升,在有指示剂的情况下培养基变成红色。将阳性培养物转种于固体培养基上生长,可出现特征性菌落,Mh 为油煎蛋状菌落,Uu 为棕黑色细小海胆样菌落。

2. 检测方法　将标本接种到液体培养基中,24~48 小时观察培养基颜色,由橙黄色变为红色,且保持透明清亮,可判断为 Uu 或 Mh 生长阳性。可进一步转种到固体培养基上培养 24~72 小时后用低倍镜观察。

3. 临床意义　Uu 及 Mh 的致病性有待进一步研究(参

见"生殖道支原体感染"一节),其培养阳性应结合患者的流行病学史、临床表现和其他病原体实验室检测结果进行综合判断。

(二)核酸检测

Mg 由于培养耗时长,最少需 2 周以上,分离培养的难度较大而难于在临床开展,核酸检测是目前 Mg 的主要检测方法,目前国内已上市供临床使用的 Mg 核酸检测试剂。Mg 是目前公认的性病病原体之一,核酸检测阳性即可作为生殖支原体感染诊断的依据。

第四章
特定疾病的临床处理

第一节
梅　毒

　　梅毒（syphilis）是由苍白螺旋体所引起的一种慢性、系统性的性传播疾病，可分为后天获得性梅毒和胎传梅毒（先天梅毒）。后天获得性梅毒又分为早期和晚期梅毒。早期梅毒指感染梅毒螺旋体在2年内的梅毒，包括一期、二期和早期隐性梅毒（又称早期潜伏梅毒），一、二期梅毒的皮肤损害也可同时出现。晚期梅毒的病程在2年以上，包括晚期良性梅毒、心血管梅毒、晚期隐性梅毒（又称晚期潜伏梅毒）等。一般将不明病期的隐性梅毒归入晚期隐性梅毒范畴。神经梅毒在梅毒早晚期均可发生。胎传梅毒又分为早期和晚期，出生后2年内发病称为早期胎传梅毒，出生2年后发病称为晚期胎传梅毒。

● 诊　断 ●

一、诊断依据

（一）一期梅毒（1.1）

　　1. 流行病学史（1.1.1）　有不安全性行为，多性伴或性伴感染梅毒史。

2. 临床表现(1.1.2)

(1)硬下疳：潜伏期一般为 2～4 周。常为单发,也可多发。初为粟粒大小高出皮面的结节,后可发展成直径约 1～2 cm 的圆形或椭圆形浅在性溃疡。典型的硬下疳界限清楚、边缘略隆起,疮面较平坦、清洁;触诊浸润明显,呈软骨样硬度;无明显疼痛或轻度触痛。不治疗约 3～6 周可逐渐自行愈合。发生于性行为直接接触部位,多见于外生殖器。发生于阴道等部位易漏诊。

(2)腹股沟或皮损近卫淋巴结肿大：可为单侧或双侧,无痛,相互孤立而不粘连,质中,不化脓破溃,其表面皮肤无红、肿、热,可有轻度压痛。

3. 实验室检查(1.1.3)

(1)暗视野显微镜检查、镀银染色检查或核酸扩增试验(1.1.3.1)：取硬下疳损害渗出液或淋巴结穿刺液,采用暗视野显微镜或镀银染色显微镜检查法可查见梅毒螺旋体,或核酸扩增试验检测梅毒螺旋体核酸阳性。

(2)非梅毒螺旋体血清学试验(1.1.3.2)：阳性。如感染不足 6 周,该试验可为阴性,应于感染 6 周后复查。

(3)梅毒螺旋体血清学试验(1.1.3.3)：阳性。如感染不足 4 周,该试验也可为阴性,应于感染 4 周后复查。

(二) 二期梅毒

1. 流行病学史(1.2.1)　有不安全性行为,多性伴或性伴感染梅毒史,或有输血史(供血者为早期梅毒患者)。

2. 临床表现(1.2.2)　可有一期梅毒史(常在硬下疳发生后 4～6 周出现),病程在 2 年以内。

(1)皮肤黏膜损害：可类似于各种皮肤病损害,包括斑疹、斑丘疹、丘疹、鳞屑性皮损、毛囊疹及脓疱疹等,分布于躯体和四肢头面部等部位,常泛发对称。不同患者皮损可有不同,同一患者的皮损类型较一致。掌跖部暗红斑及脱屑性斑丘疹、外阴及肛周的湿丘疹或扁平湿疣为其特征性损害。皮疹一般无瘙痒感。可出现口腔黏膜斑、鼻黏膜结节样损害和虫蚀样脱发。二期复发梅毒皮损数目较少,皮损形态奇特,常呈环状或弓形或弧形。

(2) 全身浅表淋巴结可肿大。

(3) 可出现梅毒性骨关节、眼、内脏及神经系统损害等。

3. 实验室检查(1.2.3)

(1) 暗视野显微镜检查、镀银染色检查或核酸扩增试验(1.2.3.1):二期梅毒皮损如扁平湿疣、湿丘疹及黏膜斑,其刮取渗液通过暗视野显微镜检查或镀银染色检查可查见梅毒螺旋体,或核酸扩增试验检测梅毒螺旋体核酸阳性。口腔黏膜斑因不易与口腔中的齿垢螺旋体相鉴别,故不采用暗视野显微镜检查或镀银染色检查。

(2) 非梅毒螺旋体血清学试验(1.2.3.2):阳性。

(3) 梅毒螺旋体血清学试验(1.2.3.3):阳性。

(三) 三期梅毒(晚期梅毒)(1.3)

1. 流行病学史(1.3.1)　有不安全性行为,多性伴或性伴感染史,或有输血史。

2. 临床表现(1.3.2)　可有一期或二期梅毒史。病程2年以上。

(1) 晚期良性梅毒(1.3.2.1):①皮肤黏膜损害:头面部及四肢伸侧的结节性梅毒疹,大关节附近的近关节结节,皮肤、口腔、舌咽的树胶肿,上腭及鼻中隔黏膜树胶肿可导致上腭及鼻中隔穿孔和马鞍鼻。②骨梅毒,其他内脏梅毒,累及呼吸道、消化道、肝脾、泌尿生殖系统、内分泌腺及骨骼肌等。

（2）心血管梅毒（1.3.2.2）：可发生单纯性主动脉炎、主动脉瓣闭锁不全、主动脉瘤、冠状动脉狭窄、心绞痛等。

3. 实验室检查（1.3.3）

（1）非梅毒螺旋体血清学试验（1.3.3.1）：阳性，极少数晚期梅毒可呈阴性。

（2）梅毒螺旋体血清学试验（1.3.3.2）：阳性。

（3）组织病理检查（1.3.3.3）：有三期梅毒的组织病理变化。

（四）神经梅毒（1.4）

1. 流行病学史（1.4.1）　有不安全性行为，多性伴或性伴感染史，或有输血史。

2. 临床表现（1.4.2）

（1）无症状神经梅毒：无神经系统症状和体征。

（2）脑脊膜神经梅毒：主要发生于早期梅毒，可出现发热、头痛、恶心、呕吐、视盘水肿、颈项强直、脑膜刺激征阳性等脑膜炎症状；可出现视力下降、复视、上睑下垂、面瘫、听力下降等颅神经受损症状；可出现偏瘫、失语、癫痫发作；可出现下肢无力、感觉异常、轻瘫、截瘫、大小便失禁等脊膜受损症状；也可出现背痛、感觉丧失、大小便失禁、下肢无力或肌萎缩等多发性神经根病的症状。

（3）脑膜血管梅毒：可发生于早期或晚期梅毒，但多见于晚期梅毒。为闭塞性脑血管综合征的表现，若侵犯脑，则可出现如偏瘫、失语、癫痫样发作等，侵犯脊髓出现脊髓梗死表现，表现为受累神经支配部位弥漫性疼痛、迟缓性瘫痪、痉挛性瘫、截瘫、尿便障碍、病变水平以下深感觉缺失和感觉性共济失调、相应节段的下运动神经元瘫痪、肌张力减低、肌萎缩等。

（4）脑实质梅毒：常见于晚期，是由螺旋体感染引起的慢性脑膜脑炎导致的脑萎缩等脑实质器质性病变。出现进行性恶化的精神和神经系统损害表现,具体表现如下。①麻痹性痴呆:表现为精神和行为异常,可出现注意力不集中、健忘、判断力与记忆力减退、认知障碍、痴呆、情绪变化、抑郁、人格改变、妄想、躁狂或精神错乱等,也可出现瞳孔异常、构音障碍、面部及四肢张力减退,面部、舌和双手的不自主运动、癫痫发作、卒中症状、营养障碍等。②脊髓痨:病变累及脊髓后索和脊神经后根,常见症状为感觉性共济失调和刺痛,可出现阿-罗瞳孔、下肢闪电痛、感觉异常或感觉减退、腱反射减退甚至消失、下肢肌张力低、尿潴留、Charcot 关节等,并可出现视神经萎缩、内脏危象等。③树胶肿性神经梅毒:脑树胶肿表现为颅内肿瘤样症状,可出现头痛、恶心、呕吐、视盘水肿、颈项强直等高颅压症状及癫痫发作;脊髓树胶肿可出现截瘫、大小便失禁、受损平面以下感觉消失等。

(5)眼梅毒:见于梅毒感染各期,可累及眼的所有结构,角膜、巩膜、虹膜、脉络膜、玻璃体、视网膜及视神经神经等多部位均可受累,常双眼受累,可以是一个孤立表现,也可以是脊髓痨或麻痹性痴呆的一种表现,表现为眼睑下垂、眼球活动受限、球结膜充血、视野缺损、视物变形、视物变色、视野变暗、眼前闪光、眼前有漂浮物、复视、视力下降、失明等。眼梅毒常伴梅毒性脑膜炎。

(6)耳梅毒:听力下降、失聪,可伴或不伴耳鸣,为神经梅毒神经系统症状或体征的一部分,听力丧失可伴梅毒性脑膜炎。

神经梅毒也可因梅毒螺旋体同时侵犯神经系统不同部位而使临床表现复杂多样,症状体征可以重叠或复合。

3. 实验室检查(1.4.3)

(1)非梅毒螺旋体血清学试验(1.4.3.1):阳性,极少数晚期患者可阴性。

（2）梅毒螺旋体血清学试验（1.4.3.2）：阳性。

（3）脑脊液检查（1.4.3.3）：有异常发现，且无其他引起这些异常的原因。常规检查白细胞计数$\geqslant 5 \times 10^6$/L（合并HIV感染者，白细胞计数常$> 20 \times 10^6$/L），蛋白量> 500 mg/L，且无其他引起这些异常的原因。脑脊液 FTA - ABS 试验和（或）VDRL 试验阳性。在没有条件做 FTA - ABS 和VDRL 的情况下，可以用 TPPA 和 RPR/TRUST 替代。研究显示脑脊液中梅毒螺旋体核酸检测阳性或 CXCL13 升高可以作为神经梅毒的参考诊断依据。

（五）隐性梅毒（潜伏梅毒）（1.5）

1. 流行病学史（1.5.1）　有不安全性行为，多性伴或性伴感染史，或有输血史。

（1）早期隐性梅毒：在近 2 年内有以下情形。①有明确的高危性行为史，而 2 年前无高危性行为史。②有符合一期或二期梅毒的临床表现，但当时未得到诊断和治疗者。③性伴有明确的梅毒感染史。

（2）晚期隐性梅毒：病程在 2 年以上。无法判断病程者亦视为晚期隐性梅毒。

既往无明确的梅毒诊断或治疗史。

2. 临床表现（1.5.2）　无临床症状与体征。

3. 实验室检查（1.5.3）

（1）非梅毒螺旋体血清学试验（1.5.3.1）：阳性。

（2）梅毒螺旋体血清学试验（1.5.3.2）：阳性。

（3）脑脊液检查（1.5.3.3）：有条件时可进行脑脊液检查以排除无症状神经梅毒。隐性梅毒一般无明显异常。

（六）胎传梅毒（1.6）

1. 流行病学史（1.6.1）　生母为梅毒患者。

2. 临床表现（1.6.2）

（1）早期胎传梅毒（1.6.2.1）：一般在 2 岁以内发病，类似于获得性二期梅毒，发育不良，皮损常为红斑、丘疹、扁平湿疣、水疱-大疱；梅毒性鼻炎及喉炎；骨髓炎、骨软骨炎及骨膜炎；可有全身淋巴结肿大、肝脾肿大、贫血等。

（2）晚期胎传梅毒（1.6.2.2）：一般在 2 岁以后发病，类似于获得性三期梅毒。出现炎症性损害（基质性角膜炎、神经性耳聋、鼻或腭树胶肿、克勒顿关节、胫骨骨膜炎等）或标志性损害（前额圆凸、马鞍鼻、佩刀胫、锁胸关节骨质肥厚、赫秦生齿、口腔周围皮肤放射状皲裂等）。

（3）隐性胎传梅毒（1.6.2.3）：即胎传梅毒未经治疗，无临床症状，梅毒血清学试验阳性，脑脊液检查正常，年龄小于 2 岁者为早期隐性胎传梅毒，大于 2 岁者为晚期隐性胎传梅毒。

3. 实验室检查（1.6.3）

（1）暗视野显微镜检查、镀银染色检查或核酸扩增试验（1.6.3.1）：在早期胎传梅毒儿的皮肤黏膜损害或组织标本中通过暗视野显微镜检查或镀银染色检查可查到梅毒螺旋体，或核酸扩增试验检测梅毒螺旋体核酸阳性。

（2）非梅毒螺旋体血清学试验（1.6.3.2）：阳性。其抗体滴度等于或高于母亲 2 个稀释度（4 倍），或随访 3 个月滴度呈上升趋势有诊断价值。

（3）梅毒螺旋体血清学试验（1.6.3.3）：阳性。其 IgM 抗体检测阳性有确诊意义，阴性不能排除胎传梅毒。

二、诊断分类

(一) 一期梅毒

1. **疑似病例** 应同时符合 1.1.1 (流行病学史)、1.1.2 (临床表现)和 1.1.3.2 (非梅毒螺旋体血清学试验阳性)。或同时符合 1.1.1 (流行病学史)、1.1.2 (临床表现)和 1.1.3.3 (梅毒螺旋体血清学试验阳性)。

2. **确诊病例** 应同时符合疑似病例的要求和 1.1.3.1 (暗视野显微镜检查、镀银染色检查或核酸扩增试验阳性)。或同时符合疑似病例的要求和两类梅毒血清学试验均为阳性。

(二) 二期梅毒

1. **疑似病例** 应同时符合 1.2.1 (流行病学史)、1.2.2 (临床表现)和 1.2.3.2 (非梅毒螺旋体血清学试验阳性)。或同时符合 1.2.1 (流行病学史)、1.2.2 (临床表现)和 1.2.3.3 (梅毒螺旋体血清学试验阳性)。

2. **确诊病例** 应同时符合疑似病例的要求和 1.2.3.1 (暗视野显微镜检查、镀银染色检查或核酸扩增试验阳性)。或同时符合疑似病例的要求和两类梅毒血清学试验均为阳性。

(三) 三期梅毒(晚期梅毒)*

1. **疑似病例** 应同时符合 1.3.1 (流行病学史)、1.3.2

---

* 注:中华人民共和国卫生行业标准《梅毒诊断》(WS 272－2018)中由于将神经梅毒纳入三期梅毒进行管理,因而三期梅毒的诊断标准与本指南略有不同。我们建议在临床上对这类患者应严格按照《梅毒诊断》标准来进行诊断和疫情报告。而在处理这类患者时,可按照本指南进行神经梅毒的诊断和治疗。

（临床表现）和1.3.3.1（非梅毒螺旋体血清学试验阳性）。或同时符合1.3.1（流行病学史）、1.3.2（临床表现）和1.3.3.2（梅毒螺旋体血清学试验阳性）。

2. 确诊病例　应同时符合疑似病例的要求和两类梅毒血清学试验均为阳性。

（四）隐性梅毒（潜伏梅毒）

1. 疑似病例　应同时符合1.5.1（流行病学史）、1.5.3.1（非梅毒螺旋体血清学试验阳性）和1.5.2（无临床表现），既往无梅毒诊断与治疗史者。或同时符合1.5.1（流行病学史）、1.5.3.2（梅毒螺旋体血清学试验阳性）和1.5.2（无临床表现），既往无梅毒诊断与治疗史者。

2. 确诊病例　同时符合疑似病例的要求和两类梅毒血清学试验均为阳性。如有条件可行脑脊液检查以排除无症状神经梅毒。

（五）神经梅毒

1. 疑似病例　同时符合1.4.1（流行病学史）、1.4.2（临床表现）、1.4.3.1（非梅毒螺旋体血清学试验阳性），1.4.3.2（梅毒螺旋体血清学试验阳性）和1.4.3.3中脑脊液常规检查异常（排除其他引起这些异常的原因）。

2. 确诊病例　同时符合疑似病例的要求和1.4.3.3中脑脊液的常规检查异常及梅毒血清学试验阳性。

（六）胎传梅毒

1. 疑似病例　所有未经有效治疗的患梅毒母亲所生的婴儿，或所发生的死胎、死产、流产病例，证据尚不足以确诊胎传梅毒者。

2. 确诊病例　在有流行病学史及临床表现（隐性胎传梅毒可无临床表现）的基础上，符合下列任一实验室检查和随访结果：①暗视野显微镜检查，或镀银染色在早期先天梅毒皮肤/黏膜损害及组织标本中查到梅毒螺旋体，或梅毒螺旋体核酸检测阳性。②婴儿血清梅毒螺旋体 IgM 抗体检测阳性。③婴儿出生时非梅毒螺旋体血清学试验滴度大于或等于母亲滴度的 4 倍，且梅毒螺旋体血清学试验阳性。④婴儿出生时非梅毒螺旋体血清学试验阴性或滴度虽未达到母亲滴度的 4 倍，但在其后随访中发现由阴转阳，或滴度上升且有临床症状，且梅毒螺旋体血清学试验阳性。⑤患梅毒母亲所生婴儿随访至 18 月龄时梅毒螺旋体血清学试验仍持续阳性。

三、鉴别诊断

（一）一期梅毒

1. 硬下疳　典型的硬下疳具有特征性，易于识别。初期硬下疳或合并其他病原体感染、病程迁延、免疫力低下等各种原因导致的不典型硬下疳需与软下疳、生殖器疱疹、性病性淋巴肉芽肿、糜烂性龟头炎、贝赫切特综合征、固定型药疹、癌肿、皮肤结核等发生在外阴部的红斑、糜烂和溃疡鉴别。

2. 梅毒性腹股沟淋巴结肿大　需与软下疳、性病性淋巴肉芽肿引起的腹股沟淋巴结肿大，以及转移性癌肿鉴别。

（二）二期梅毒

1. 梅毒性斑疹　需与玫瑰糠疹、银屑病、扁平苔藓、手足癣、白癜风、花斑癣、药疹、多形红斑、远心性环状红斑等鉴别。

2. 梅毒性丘疹和扁平湿疣　需与银屑病、体癣、扁平苔藓、毛发红糠疹、尖锐湿疣等鉴别。

3. **梅毒性脓疱疹** 需与各种毛囊炎、脓疱病、脓疱疮、臁疮、雅司等鉴别。

4. **黏膜梅毒疹** 需与传染性单核细胞增多症、地图舌、鹅口疮、扁平苔藓、麻疹、化脓性扁桃体炎等鉴别。

5. **梅毒性脱发** 需与斑秃鉴别。

(三) 三期梅毒

1. **结节性梅毒疹** 需与寻常狼疮、结节病、瘤型麻风等鉴别。

2. **树胶肿** 需与寻常狼疮、瘤型麻风、硬红斑、结节性红斑、慢性皮肤溃疡、脂膜炎、癌肿等鉴别。

3. **心血管梅毒** 梅毒性主动脉瘤需与主动脉硬化症相鉴别。梅毒性冠状动脉病需与冠状动脉粥样硬化相鉴别。梅毒性主动脉瓣闭锁不全需与感染性心内膜炎、先天性瓣膜畸形等引起的主动脉瓣闭锁不全相鉴别。

(四) 神经梅毒

1. **梅毒性脑膜炎** 需与各种病原体感染导致的脑膜炎相鉴别。

2. **脑膜血管梅毒** 需与各种原因引起的卒中及短暂性脑缺血发作相鉴别。

3. **麻痹性痴呆** 需与阿尔茨海默病、路易体痴呆、额颞叶痴呆、血管性痴呆、帕金森病、慢性酒精中毒、精神分裂症、抑郁症等相鉴别。

4. **脊髓痨** 需与脊髓亚急性联合变性、糖尿病性假脊髓痨、结核性脊髓痨、腰椎间盘突出症等原因导致的下肢神经痛相鉴别。

5. 树胶肿性神经梅毒　需与胶质瘤、脑转移瘤、恶性脑膜瘤、结核瘤、脑脓肿、真菌感染相鉴别。

（五）眼梅毒

应与虹膜睫状体炎、葡萄膜炎、结膜炎、巩膜炎、脉络膜视网膜炎、视神经炎、视神经周围炎、视神经视网膜炎、视神经萎缩、动眼神经麻痹、展神经麻痹、瞳孔异常等相鉴别。

（六）耳梅毒

应与突聋、神经性耳聋、中耳炎等相鉴别。

处　理

一、一般原则

（1）及早发现，及时正规治疗，越早治疗效果越好。

（2）剂量足够，疗程规则。不规则治疗可使复发增多及促使晚期损害提前发生。

（3）治疗后要经过足够时间的追踪观察。

（4）所有梅毒患者均应做 HIV 咨询和检测。

（5）患者所有性伴应同时进行检查和相应治疗。

二、治疗目的

1. 早期梅毒　尽快消除传染性，控制症状，阻断病情进展，预防复发和发生晚期梅毒。

2. 晚期良性梅毒　控制症状，防止发生新的损害，功能障碍得到一定程度恢复。

3. 早期胎传梅毒　挽救患儿的生命,症状控制或消失,血清学指标阴转。

4. 晚期胎传梅毒　控制损害及预防新的损害发生。

5. 隐性病毒　防止病情进展和发生晚期梅毒。

6. 心血管梅毒、神经梅毒与各种内脏梅毒　控制症状、预防并发症和治疗后遗症。应与有关专科协作进行处理。

三、治疗方案

1. 早期梅毒(包括一期、二期及病期在 2 年以内的隐性梅毒)

推荐方案

　　苄星青霉素240 万 U,分为二侧臀部肌内注射,每周 1次,共 1～2 次;或

　　普鲁卡因青霉素80 万 U/日,肌内注射,连续 15 日。

替代方案

　　头孢曲松 0.5 g～1 g,每日 1 次,肌内注射或静脉给药,连续 10 日。

对青霉素过敏者用以下药物

　　多西环素 100 mg,每日 2 次,连服 15 日。

2. 晚期梅毒(三期皮肤、黏膜、骨骼梅毒,晚期隐性梅毒或不能确定病期的隐性梅毒)及二期复发梅毒

推荐方案

　　苄星青霉素240 万 U,分为二侧臀部肌内注射,每周 1次,共 3 次,或

　　普鲁卡因青霉素每日 80 万 U,肌内注射,连续 20 日为

1 疗程,也可考虑给第二疗程,疗程间停药 2 周。

对青霉素过敏者用以下药物

多西环素 100 mg,每日 2 次,连服 30 日。

3. 心血管梅毒

推荐方案

如有心力衰竭,首先治疗心力衰竭,待心功能可代偿时,可注射青霉素,但从小剂量开始以避免发生吉海反应,造成病情加剧或死亡。青霉素第 1 天 10 万 U,1 次肌内注射;第 2 天每次 10 万 U,共 2 次肌内注射;第 3 天每次 20 万 U,共 2 次肌内注射;自第 4 天起按下列方案治疗:普鲁卡因青霉素每日 80 万 U,肌内注射,连续 20 日为一疗程,共 2 个疗程(或更多),疗程间停药 2 周;或苄星青霉素 240 万 U,分为二侧臀部肌内注射,每周 1 次,共 3 次。

所有心血管梅毒均需排除神经梅毒,合并神经梅毒的心血管梅毒必须按神经梅毒治疗。

对青霉素过敏者用以下药物

多西环素 100 mg,每日 2 次,连服 30 日。

4. 神经梅毒、眼梅毒、耳梅毒

推荐方案

青霉素 1 800 万～2 400 万 U 静脉滴注(300 万～400 万 U,每 4 小时 1 次),连续 10～14 日。必要时,继以苄星青霉素,每周 240 万 U,肌内注射,共 3 次。或

普鲁卡因青霉素每日 240 万 U,1 次肌内注射,同时口服丙磺舒,每次 0.5 g,每日 4 次,共 10～14 日。必要时,继以苄星青霉素每周 240 万 U,肌内注射,共 3 次。

替代方案

  头孢曲松 2 g,每日 1 次,静脉给药,连续 10～14 日。

对青霉素过敏者用以下药物

  多西环素 100 mg,每日 2 次,连服 30 日。

  5. 胎传梅毒

  (1) 早期胎传梅毒(2 岁以内)

推荐方案

脑脊液异常者

  青霉素每日(10 万 U～15 万 U)kg,出生后 7 天以内的新生儿,以每次 5 万 U/kg,静脉给药每 12 小时 1 次,出生后 7 天以上的新生儿青霉素 5 万 U/kg 静脉给药,每 8 小时 1 次,总疗程 10～14 日。或

  普鲁卡因青霉素每日 5 万 U/kg,肌内注射,每日 1 次,疗程 10～14 日。

脑脊液正常者

  苄星青霉素 5 万 U/kg,1 次注射(分两侧臀肌)。如无条件检查脑脊液者,可按脑脊液异常者治疗。

  对青霉素过敏者,目前尚无最佳替代治疗方案,可在无头孢曲松过敏史的情况下选用头孢曲松[如头孢曲松 125(脑脊液正常者)～250 mg(脑脊液异常者),每日 1 次,肌内注射,连续 10～14 日],但要注意与青霉素可能的交叉过敏反应。也有专家建议在确保红霉素不耐药的情况下,可用红霉素治疗。

  (2) 晚期胎传梅毒(2 岁以上)

推荐方案

  普鲁卡因青霉素每日 5 万 U/kg,肌内注射,连续 10 日

为 1 疗程(对较大儿童的青霉素用量,不应超过成人同期患者的治疗量)。

对青霉素过敏者,目前尚无最佳替代治疗方案,可在无头孢曲松过敏史的情况下选用头孢曲松(如头孢曲松 250 mg,每日 1 次,肌内注射,连续 10~14 日),但要注意与青霉素可能的交叉过敏反应。8 岁以下的儿童禁用四环素类药物。

青霉素是所有类型梅毒的首选和最有效治疗药物,至今尚没有梅毒螺旋体对青霉素耐药的确切依据。只有在青霉素过敏或无法得到青霉素的情况下,才考虑使用其他抗生素。各期梅毒的治疗需选择合适的青霉素剂型,早期梅毒和晚期树胶肿梅毒选用苄星青霉素、普鲁卡因青霉素,神经梅毒选用青霉素。文献报告,与普鲁卡因青霉素相比,应用苄星青霉素更常见到在孕妇、免疫正常者及合并 HIV 感染者中的治疗失败。研究显示,青霉素替代苄星青霉素治疗早期梅毒、不合理剂量和疗程的普鲁卡因青霉素治疗可使复发增多及促使晚期损害提前发生,应严格避免。四环素缺乏可靠的临床资料证实其确切疗效,并且多年来我国四环素很少见于医疗市场,因此本指南中不再沿用。越来越多证据表明多西环素作为替代治疗药物对非神经梅毒有一定疗效,因需要多次用药,患者的依从性可能是治疗成功与否的关键。研究显示,我国推荐剂量的头孢曲松治疗早期梅毒有效,但现有资料及临床经验有限,其远期疗效不明确。

近年来的研究显示,对大环内酯类抗生素耐药的梅毒螺旋体株在世界各地有增长趋势,我国已有阿奇霉素治疗孕妇梅毒和阻断胎传梅毒失败的报道,上海和南京地区的研究显示,我国阿奇霉素治疗早期梅毒失败率和大环内酯类药物耐药株比例高达 90% 以上。因此不再推荐红霉素类药物作为梅毒的替代疗法。如确有必须使用则须在治疗前做耐药检测。

梅毒治疗后可发生吉海(Jarisch-Herxheimer)反应,又称疗后剧增反应,常发生于首剂抗梅毒药物治疗后数小时,并在24小时内消退。全身反应似流感样,包括发热、畏寒、全身不适、头痛、肌肉及骨骼疼痛、恶心、心悸等。此反应常见于早期梅毒,反应时硬下疳可肿胀,二期梅毒疹可加重。因此,在驱梅治疗前应告知一、二期梅毒患者治疗后可能出现吉海反应,除非引发其他严重合并症否则无须特殊处理。在晚期梅毒中发生率虽不高,但反应较严重,特别是在心血管梅毒和神经梅毒患者中,尤其是有症状的神经梅毒患者可出现癫痫持续状态等严重的吉海反应,因此患者必须住院治疗以便及时对出现的各种症状做相应治疗。建议对于神经系统受损较重的患者,青霉素治疗初始剂量减少为每次(200万～300万)U,48小时后改为每次(300万～400万)U。此反应还可致孕妇早产或胎儿宫内窒息,应给予必要的医疗监护和处理,但不应就此不治疗或推迟治疗。建议早期梅毒孕妇的驱梅治疗应在医生的监护下治疗,在有条件的情况下,治疗当日最好住院,以便及时对症治疗。为减轻吉海反应,有专家建议治疗前口服泼尼松,每日20～30 mg,分2次给药,2～3日后停用,但应用泼尼松是否能阻止吉海反应的发生尚不清楚。

四、随访和治疗评价

梅毒经足量规则治疗后,应定期随访观察,包括全身体检和复查非梅毒螺旋体血清学试验滴度。

1. **早期梅毒**　随访2～3年,第1次治疗后隔3个月复查,以后每3个月复查一次,1年后每半年复查一次。由于没有生物学治愈的标准,目前对疗效的评估都是基于60年以来治疗梅毒的经验。早期梅毒治疗有效的评估标准是：皮肤损害消失，临床症状控制或消失，同时驱梅治疗结束后 3～6 个月，患者的非梅毒螺旋体血清学试验滴度较治疗前下降 4 倍或以上（如从 1：32 下降到 1：8）。大多数一期梅毒在 1 年内，二期梅毒在 2 年内血清可阴转。如非梅毒螺旋体血清学试验由阴性转为阳性或滴度较前次升高 4 倍以上，属血清复发；或有临床症状反复（并伴有非梅毒螺旋体血清学试验的上述异常），属临床复发；遇到这两种情况，首先考虑是否有再感染可能，若确定是复发，要排除神经梅毒可能，排除神经梅毒后应加倍量复治（治疗 2 个疗程，疗程之间间隔 2 周）。

少数患者在正规抗梅治疗后，非梅毒螺旋体抗体滴度下降至一定程度即不再下降，且长期维持在低滴度（甚至终身），即为血清固定现象。血清固定的机制尚不清楚，对于血清固定者首先要排除再感染可能，其次应进行全面体检，包括 HIV检测、心血管系统、神经系统和脑脊液检查，以早期发现无症状神经梅毒、心血管梅毒，在排除了上述系统感染的可能性后，可定期观察，包括全身体检及血清随访。如滴度有上升趋势，应予复治。

2. 晚期梅毒　需随访 3 年或更长，第 1 年每 3 个月一次，以后每半年一次。对血清固定者，如临床上无复发表现，并除外神经、心血管及其他内脏梅毒，可不必再治疗，但要定期复查血清反应滴度，随访 3 年以上判断是否终止观察。

3. 心血管梅毒及神经梅毒　需随访 3 年或更长，除定期做血清学检查外，还应同时由专科医师合作进行终身随访，根据临床症状进行相应处理。早期神经梅毒治疗后部分患者的脑功能可以完全恢复正常，晚期实质性神经梅毒患者大多不能完全恢复正常，部分患者可能在治疗后症状有反复，复治后可改善或不改善，其机制不清。

神经梅毒治疗后每 3～6 个月做一次检查,包括血清学及脑脊液检查。脑脊液中细胞计数是判断疗效的敏感指标。如果最初的脑脊液检查细胞数升高,则应每隔 3 个月复查 1 次脑脊液细胞计数,直到细胞计数正常。也可复查治疗后脑脊液中蛋白定量和 VDRL 试验的变化;但是这两项指标的变化都比较缓慢,即使持续异常,其意义也不大。如果在治疗后 3 个月脑脊液细胞计数不下降,或者在 2 年后脑脊液仍未完全恢复正常,则应该考虑复治。但复治在许多患者并不能使得脑脊液的蛋白定量和 VDRL 恢复正常。

梅毒主动脉瓣闭锁不全、冠状动脉口狭窄、梅毒性主动脉瘤及部分有症状的神经梅毒等,虽经充分治疗,其症状和体征也难以完全改善。

五、性伴的处理

梅毒患者的所有性伴都应通知,进行相应的检查和治疗。对于一期梅毒患者,应该通知其近 3 个月内的性伴;二期梅毒,通知其近 6 个月内的性伴;早期潜伏梅毒,通知其近 1 年内的性伴;晚期潜伏梅毒,通知其配偶或过去数年的所有性伴;胎传梅毒,对其生母及后者的性伴进行检查。

如果性伴的梅毒血清学检查阳性,应该立即开始抗梅治疗。如果为阴性,推荐在 4 周后每月复查,连续 3 次。如果不能保证其后的随访检查,建议立即进行预防性抗梅治疗。同样,如果性伴无法立即做血清学检查,也应进行预防性抗梅毒治疗。早期梅毒的传染性强,因此,在 3 个月之内有过性接触者,无论血清学检查结果如何,都建议考虑进行预防性抗梅毒治疗。方案是苄星青霉素 240 万 U,分为二侧臀部肌内注射,共 1 次。

六、特殊情况的处理

(一)妊娠期梅毒

在妊娠早期,其治疗是为了孕妇本身及阻断梅毒母婴传播使胎儿不受感染;在妊娠晚期,其治疗是为了使受感染的胎儿在分娩前治愈,同时也治疗孕妇。对妊娠期新诊断患梅毒及既往有梅毒感染证据的孕妇应予苄星青霉素 240 万 U,分为两侧臀部肌内注射,每周 1 次,共 3 次。治疗后每月做一次定量非梅毒螺旋体血清学试验,观察有无复发及再感染。推荐对妊娠期梅毒患者只需进行 1 个疗程的抗梅毒治疗即可。任何时刻只要发现未经正规治疗的孕妇梅毒,均需及时治疗。

孕妇如对青霉素过敏,目前尚无最佳替代治疗方案,可在无头孢曲松过敏史的情况下谨慎选用头孢曲松,但要注意与青霉素可能的交叉过敏反应。由于我国梅毒螺旋体对大环内酯类药物普遍耐药,因此必须在确保无耐药的情况下才使用红霉素治疗梅毒,且在治疗后应加强临床和血清学随访。在停止哺乳后,要用多西环素复治。红霉素不能通过胎盘,因此对胎儿无治疗作用。早期梅毒治疗后在分娩前应每月检查 1 次梅毒血清反应,如 3 个月内血清反应滴度未下降 2 个稀释度,应予复治。分娩后按一般梅毒病例进行随访。

对于梅毒孕妇所生婴儿的处理和随访:

(1)经过正规治疗的梅毒孕妇所生婴儿:①婴儿出生时,如非梅毒螺旋体血清学试验、梅毒螺旋体血清学试验阳性,且前者的滴度未超过生母非梅毒螺旋体血清学试验滴度的 4 倍,应每 3 个月复查一次;若转为阴性,且无胎传梅毒的临床表现,一般可排除胎传梅毒。梅毒螺旋体血清学试验一般在婴儿出生后 6～18 个月转阴,若 18 个月时仍然阳性,是回顾性诊断胎传梅毒的主要依据。②婴儿出生时，如血清反应阴性，应于出生后 1 个月、2 个月、3 个月及 6 个月复查，至 6 个月时仍为阴性，且无胎传梅毒的临床表现，可除外梅毒。③在随访期间婴儿的非梅毒螺旋体血清学试验滴度出现逐渐上升，或出现胎传梅毒的临床表现，应立即予以治疗。④建议对所有出生时非梅毒螺旋体血清学试验或梅毒螺旋体血清学试验阳性的婴儿，但尚未达到胎传梅毒诊断标准者，均予预防性梅毒治疗。预防性梅毒治疗方案为苄星青霉素 5 万 U/kg，1 次注射（分两侧臀部肌内注射）。⑥出生时，婴儿的非梅毒螺旋体血清学试验滴度大于或等于母亲的 4 倍，或有胎传梅毒的临床表现（无论其梅毒血清学试验结果如何），均应该按照胎传梅毒进行治疗并密切随访。

（2）未经正规治疗或妊娠晚期才进行治疗或未用青霉素治疗的梅毒孕妇所生婴儿：①非梅毒螺旋体血清学试验阴性，或阳性但滴度小于母亲的 4 倍，应给予预防性梅毒治疗并随访。②非梅毒螺旋体血清学试验阴性，或者阳性但滴度小于其母亲的 4 倍，但是有胎传梅毒的表现，应该按胎传梅毒进行治疗并随访。③无论有无胎传梅毒的表现，其非梅毒螺旋体血清学试验滴度大于或等于母亲的 4 倍，均应该按胎传梅毒处理并随访。

（二）合并 HIV 感染的处理

梅毒可促进 HIV 的传播，反之亦然。在 HIV 感染的早期，由于激活多克隆 B 细胞使反应性增强，抗体滴度增高，甚至出现假阳性反应。在 HIV 感染的晚期，由于人体免疫力已明显降低，梅毒患者的梅毒血清反应可呈阴性即假阴性。此外，同时感染 HIV 的患者梅毒血清反应试验（RPR/TRUST）的滴度下降速度可能比较慢，在治疗后 6 个月内滴度不能下降≥4倍(2个稀释度)或阴转,这种现象随着WHO提倡一发现HIV感染就进行抗病毒治疗的策略实施而逐渐减少。

梅毒患者合并HIV感染的处理:①所有HIV感染者应做梅毒血清学筛查。②常规的梅毒血清学检查可能无法确定诊断时,可取皮损活检,做免疫荧光染色或银染色找梅毒螺旋体。③尽管现有理论对HIV合并梅毒螺旋体感染是否增加神经梅毒的可能性尚有争议,许多学者还是建议对所有梅毒患者,凡合并HIV感染,应考虑做腰椎穿刺检查脑脊液以排除神经梅毒。④梅毒患者合并HIV感染是否要加大剂量或疗程治疗梅毒仍不明确,对一期、二期及隐性梅毒建议检查脑脊液以排除神经梅毒,若不能实施,则建议用神经梅毒治疗方案来进行治疗。⑤对患者进行密切监测及定期随访。

(三) 神经梅毒的综合处理

神经梅毒为系统性损害,累及重要脏器,多数患者临床表现复杂且较为严重,因此需要综合性诊疗,因此建议开展多学科协作治疗(multiple disciplinary treatment,MDT),即联合皮肤性病科、神经科、精神科、眼科、重症医学科、感染科、医学检验科、影像科等多科专家为患者制定科学、合理、规范、个性化的诊疗方案。

应该对神经梅毒患者进行系统性病情评估。神经梅毒早期症状不典型,容易被忽略,比如头晕、头痛、失眠、情绪低落、记忆力减退等,需要根据患者的症状、体征完善相关的电生理、神经心理及影像学检查等,以期早期发现临床及亚临床病灶。有症状神经梅毒需要根据症状、体征完善相关检查,明确病灶部位及神经梅毒分类,明确预后。比如,出现癫痫需要做脑电图检查;出现头痛、恶心、呕吐、偏瘫、失语、癫痫、痴呆、精神异常等症状需要做增强头颅磁共振成像(MRI);出现截瘫、感觉障碍、二便障碍等症状需要根据查体对感觉平面做胸椎或腰椎 MRI；出现卒中症状考虑梅毒性血管炎时需要做头颈部 CT 血管造影（CTA）或数字减影血管造影（DSA）等；出现行走不稳、双下肢闪电痛等需要做双下肢体感诱发电位（SEP）；出现认知障碍、情感障碍、人格改变时需要完善神经心理检查；出现眼梅毒需完善眼底镜或眼底造影检查等。

神经梅毒的处理涉及临床各科，应加强合作。①神经科：病变累及周围神经，可导致麻木等症状，可联合 B 族维生素治疗，如维生素 B_1、维生素 B_{12}。如有病理性疼痛，可予卡马西平、加巴喷丁等药物对症处理。病变累及中枢神经系统，如累及脑膜、脑实质、脑神经、脊髓膜、脊髓实质，导致头痛、脊髓痨、偏瘫、脑神经麻痹等症状，可在驱梅治疗基础上加用脱水剂消肿降颅压治疗、加用神经节苷酯等药物予神经损伤的修复保护治疗。②精神科：患者表现为以妄想、幻觉等为主的精神病性症状，可使用抗精神病药物，如奥氮平、喹硫平等。如表现吵闹、冲动、治疗不合作等行为异常，可使用氟哌啶醇。出现抑郁、焦虑及躯体化症状为主要表现时，可使用抗抑郁药物，如艾斯西酞普兰、舍曲林、帕罗西汀等。如出现智力、认知功能损害，可使用多奈哌齐等益智类药物。如有精神行为异常，可使用小剂量抗精神病药，如奥氮平等。③眼科：梅毒性葡萄膜炎在使用抗梅毒治疗的基础上，加用少量激素，有利于抗炎、减轻治疗中可能出现的吉海反应。④重症医学科：如生命体征不平稳，则行生命支持、脏器保护，包括紧急气道管理，稳定血流动力学。积极防治并发症，包括预防深静脉血栓、呼吸机相关肺炎、导管相关血流感染等。

第二节
淋　病

淋病(gonorrhea)是一种经典的性传播疾病,由淋病奈瑟菌(淋球菌)感染所致,主要表现为泌尿生殖系统黏膜的化脓性炎症。男性最常见的表现是尿道炎,而女性则为宫颈炎。局部并发症在男性主要有附睾炎,在女性主要有盆腔炎。咽部、直肠和眼结膜也可为原发性感染部位。淋球菌经血行播散可导致播散性淋球菌感染(DGI),但临床上较罕见。

● 诊　断 ●

一、诊断依据

1. 流行病学史(1.1)　有不安全性行为,多性伴或性伴感染史,可有与淋病患者密切接触史,儿童可有受性虐待史,新生儿的母亲有淋病史。

2. 临床表现(1.2)

(1) 无并发症淋病(1.2.1)

1) 男性无并发症淋病(1.2.1.1):淋菌性尿道炎为男性最常见的表现,约10%感染者无症状。潜伏期为2～10天,常为 3～5 天。有症状患者中以尿道分泌物和尿痛最常见,部分有尿急、尿频或尿道刺痒感;尿道分泌物开始为黏液性、量较少,数日后出现大量脓性或脓血性分泌物;患者尿道口潮红、水肿。严重者可出现包皮龟头炎,表现为龟头、包皮内板红肿,有渗出物或糜烂,包皮水肿,可并发包皮嵌顿,腹股沟淋巴结红肿疼痛。偶见尿道瘘管和窦道。少数患者可出现后尿道炎,尿频明显,会阴部坠胀,夜间有痛性阴茎勃起。有明显症状和体征的患者,即使未经治疗,一般在 10～14 日后逐渐减轻,1 个月后症状基本消失,但并未痊愈,可继续向后尿道或上生殖道扩散,甚至发生并发症。

2) 女性无并发症淋病(1.2.1.2):约 50% 女性感染者无明显症状。常因病情隐匿而难以确定潜伏期。①宫颈炎:阴道分泌物增多,呈脓性,子宫颈充血、红肿,子宫颈口有黏液脓性分泌物。可有外阴刺痒和烧灼感。②尿道炎:尿痛、尿急、尿频或血尿。尿道口充血,有触痛及少量脓性分泌物,或挤压尿道后有脓性分泌物。③前庭大腺炎:通常为单侧性,大阴唇部位局限性隆起,红、肿、热、痛。可形成脓肿,触及有波动感,局部疼痛明显,可伴全身症状和发热。④肛周炎:肛周潮红、轻度水肿,表面有脓性渗出物,伴瘙痒。

3) 儿童淋病(1.2.1.3):①男性儿童多发生尿道炎和包皮龟头炎,有尿痛和尿道分泌物。检查可见包皮红肿、龟头和尿道口潮红,有尿道脓性分泌物。②幼女表现为外阴阴道炎,有尿痛、尿频、尿急,阴道脓性分泌物。检查可见外阴、阴道、尿道口红肿,阴道及尿道口有脓性分泌物。

(2) 有并发症淋病(1.2.2)

1) 男性有并发症淋病(1.2.2.1):包括以下内容。①附睾炎:常为单侧,附睾肿大、疼痛明显,同侧腹股沟和下腹部有反射性抽痛。检查可见一侧阴囊肿大,阴囊皮肤水肿、发红、发热,触诊附睾肿大、触痛明显,尿道口可见脓性分泌物。②精囊炎:急性期有发热、尿频、尿急、尿痛,终末血尿,血精,下腹疼痛。直肠检查可触及肿大的精囊并有剧烈的触痛。③前列腺炎:急性期有畏寒、发热,尿频、尿急、尿痛或排尿困难,终末血尿或尿道脓性分泌物,会阴部或耻骨上区坠胀不适感,直肠胀满、排便感。直肠检查示前列腺肿大,有触痛。重者可并发急性尿潴留、前列腺脓肿等。④系带旁腺(Tyson腺)或尿道旁腺炎和脓肿:少见(<1%),系带的一侧或两侧疼痛性肿胀,脓液通过腺管排出。⑤尿道球腺(Cowper腺)炎和脓肿:少见,会阴部跳痛、排便痛、急性尿潴留,直肠指检扪及有触痛的肿块。⑥尿道周围蜂窝织炎和脓肿:罕见,脓肿侧疼痛、肿胀,破裂产生瘘管。体检可扪及有触痛的波动性肿块。常见于舟状窝和球部。⑦尿道狭窄:少见,因尿道周围蜂窝织炎、脓肿或瘘管形成而致尿道狭窄。出现尿路梗阻(排尿无力、困难、淋漓不尽)和尿频、尿潴留等。

2) 女性有并发症淋病(1.2.2.2):淋菌性子宫颈炎上行感染可导致淋菌性盆腔炎,包括子宫内膜炎、输卵管炎、输卵管卵巢囊肿、盆腔腹膜炎、盆腔脓肿,以及肝周炎症等。淋菌性盆腔炎可导致不孕症、异位妊娠、慢性盆腔痛等不良后果。①盆腔炎:临床表现无特异性,可有全身症状,如畏寒、发热(>38℃),食欲不振,恶心、呕吐等。可出现下腹痛,不规则阴道出血,异常阴道分泌物。腹部和盆腔检查可有下腹部压痛、宫颈举痛、附件压痛或触及包块,宫颈口有脓性分泌物。②肝周炎:表现为上腹部突发性疼痛,深呼吸和咳嗽时疼痛加剧,伴有发热、恶心、呕吐等全身症状。触诊时右上腹有明显压痛,X线胸透可见右侧有少量胸腔积液。

(3) 其他部位淋病(1.2.3)

1) 眼结膜炎(1.2.3.1):常为急性化脓性结膜炎,于感染后 2～21 日出现症状。新生儿淋菌性眼结膜炎常为双侧，成人可单侧或双侧。眼结膜充血、水肿，有较多脓性分泌物；巩膜有片状充血性红斑；角膜混浊，呈雾状，重者可发生角膜溃疡或穿孔。

2）咽炎（1.2.3.2）：见于有口交行为者。90％以上感染者无明显症状，少数患者有咽干、咽部不适、灼热或疼痛感。检查可见咽部黏膜充血、咽后壁有黏液或脓性分泌物。

3）直肠炎（1.2.3.3）：主要见于有肛交行为者，女性可由阴道分泌物污染引起。通常无明显症状，轻者可有肛门瘙痒和烧灼感，肛门口有黏液性或黏液脓性分泌物，或少量直肠出血。重者有明显的直肠炎症状，包括直肠疼痛、里急后重、脓血便。检查可见肛管和直肠黏膜充血、水肿、糜烂。

（4）播散性淋病（1.2.4）：临床较罕见。

1）成人播散性淋病（1.2.4.1）：患者常有发热、寒战、全身不适。最常见的是关节炎-皮炎综合征，肢端部位有出血性或脓疱性皮疹，手指、腕和踝部小关节常受累，出现关节痛、腱鞘炎或化脓性关节炎。少数患者可发生淋菌性脑膜炎、心内膜炎、心包炎、心肌炎等。

2）新生儿播散性淋病（1.2.4.2）：少见，可发生淋菌性败血症、关节炎、脑膜炎等。

3．实验室检查（1.3）

（1）显微镜检查（1.3.1）：取男性尿道分泌物涂片做革兰染色，镜检多形核细胞内见革兰阴性双球菌为阳性。适用于男性无合并症淋病的诊断（敏感性≥95％，特异性 97％），但不推荐用于其他类型的淋球菌感染（如咽部、直肠和女性宫颈感染）的诊断。

（2）淋球菌培养（1.3.2）：为淋病的确诊试验。适用于男、女性及除尿液外的其他所有临床标本的淋球菌检查。

从选择性培养基上分离到形态典型、氧化酶试验阳性、革兰阴性双球菌可初步鉴定为淋球菌,必要时可进行糖发酵试验确认鉴定。淋球菌培养的特异性 100%,敏感性 $85\%\sim95\%$。可保存淋球菌菌株做药物敏感性试验是培养的另一优势。

(3) 核酸检测(1.3.3):核酸检测的敏感性高于培养,适用于各种类型临床标本的检测。用聚合酶链反应(PCR)等技术在标本中检测到淋球菌核酸(DNA 或 RNA)为阳性。核酸检测应在通过相关机构认定的核酸扩增实验室开展。

二、诊断分类

应根据流行病学史、临床表现和实验室检查结果进行综合分析,慎重做出诊断。

1. 疑似病例　符合 1.1,以及 1.2 中任何一项者。

2. 确诊病例　同时符合疑似病例的要求和 1.3 中任何一项者。

三、鉴别诊断

1. 无并发症淋病

(1) 男性淋菌性尿道炎:需与生殖道沙眼衣原体感染、生殖支原体感染和其他原因引起的尿道炎相鉴别。

(2) 女性淋球菌子宫颈炎:需与生殖道沙眼衣原体感染、生殖支原体感染、外阴阴道念珠菌病、阴道滴虫病、细菌性阴道病等相鉴别。

2. 有并发症淋病

(1) 淋球菌附睾炎、精囊炎、前列腺炎:需与沙眼衣原体及其他细菌引起的急慢性细菌性附睾炎、精囊炎、前列腺炎等相鉴别。淋菌性附睾炎还要与睾丸急性扭转、睾丸肿瘤、附睾结核等相鉴别。

（2）淋球菌盆腔炎：需与急性阑尾炎、子宫内膜异位症、异位妊娠、卵巢囊肿扭转或破裂等相鉴别。

3．其他部位淋病

（1）淋菌性眼结膜炎：需与其他细菌性和病毒性眼结膜炎相鉴别。

（2）淋菌性咽炎：需与慢性咽炎、扁桃体炎相鉴别。

（3）淋菌性直肠炎：需与沙眼衣原体性直肠炎、生殖支原体性直肠炎、细菌性痢疾、阿米巴痢疾、直肠息肉、痔疮等相鉴别。

4．播散性淋病

（1）淋菌性关节炎：需与急性细菌性关节炎、急性风湿性关节炎、类风湿性关节炎、性病性反应性关节炎相鉴别。

（2）淋菌性败血症：需与各种菌血症、流行性脑膜炎、乙型脑炎、急性细菌性心内膜炎、急性心肌炎、急性肝炎等相鉴别。

处　理

一、一般原则

应遵循及时、足量、规则用药的原则；根据不同的病情采用相应的治疗方案；治疗后应进行随访；性伴应同时进行检查和治疗。告知患者在其本人和性伴完成治疗前禁止性行为。注意多重病原体感染，一般应同时用抗沙眼衣原体的药物或常规检测有无沙眼衣原体感染,还应做梅毒血清学检测以及HIV 咨询与检测。

二、治疗方案

1. 无并发症淋病

(1) 淋菌性尿道炎、子宫颈炎、直肠炎

推荐方案

头孢曲松 1 g,肌内注射或静脉给药,单次给药;或

大观霉素 2 g(宫颈炎 4 g),肌内注射,单次给药。

如果沙眼衣原体感染不能排除,加上抗沙眼衣原体感染药物。

替代方案

头孢噻肟 1 g,肌内注射,单次给药;或

其他第三代头孢菌素类,如已证明其疗效较好,亦可选作替代药物。

如果沙眼衣原体感染不能排除,加上抗沙眼衣原体感染药物。

近年来对广谱头孢菌素敏感性下降和耐药的淋球菌在全球多个地区出现,WHO、美国 CDC 及欧洲的治疗指南中推荐头孢曲松与阿奇霉素的联合方案。根据我国淋球菌耐药监测的资料,2013—2016 年间我国淋球菌分离株对阿奇霉素耐药的菌株比率达 18.6%,阿奇霉素不宜作为一线推荐药物;此外对头孢曲松敏感性下降的菌株比率达 10.8%,并发现国际上流行的头孢菌素耐药型(ST1407 和 FC428)淋球菌。因此,临床上需注意耐药菌株感染,密切观察疗效并及时调整治疗方

案,防止治疗失败。

对推荐剂量头孢曲松治疗失败的患者,可增加剂量再次治疗:头孢曲松 1～2 g 肌内注射或静脉给药,连用 3 日;或改用大观霉素治疗。也有专家推荐使用庆大霉素 24 万单位,肌内注射,单次给药。

(2)儿童淋病:体重≥45 kg 者按成人方案治疗,体重＜45 kg 的儿童按如下方案治疗。

推荐方案

头孢曲松 25～50 mg/kg(最大不超过成人剂量),肌内注射,单次给药;或

大观霉素 40 mg/kg(最大剂量 2 g),肌内注射,单次给药。

如果沙眼衣原体感染不能排除,加上抗沙眼衣原体感染药物。

2. 有并发症淋病

(1)淋菌性附睾炎、前列腺炎、精囊炎

推荐方案

头孢曲松 1 g,肌内注射或静脉给药,每日 1 次,共 10 日;或

大观霉素 2 g,肌内注射,每日 1 次,共 10 日。

如果沙眼衣原体感染不能排除,加上抗沙眼衣原体感染药物。

替代方案

头孢噻肟 1 g,肌内注射,每日 1 次,共 10 日。

如果沙眼衣原体感染不能排除,加上抗沙眼衣原体感染药物。

(2) 淋菌性盆腔炎

门诊治疗方案

　　头孢曲松 1 g,肌内注射或静脉给药,每日 1 次,共 10 日;加

　　多西环素 100 mg,口服,每日 2 次,共 14 日;加

　　甲硝唑 400 mg,口服,每日 2 次,共 14 日。

住院治疗推荐方案 A

　　头孢曲松 1 g,肌内注射或静脉滴注,每 24 小时 1 次;或

　　头孢替坦 2 g,静脉滴注,每 12 小时 1 次;

　　加

　　多西环素 100 mg,静脉滴注或口服,每 12 小时 1 次。

　　注意:如果患者能够耐受,多西环素应尽可能口服。在患者情况条件允许之下,头孢替坦的治疗不应短于 1 周。对治疗 72 小时内临床症状改善者,在治疗 1 周时酌情考虑停止肠道外治疗,并继之以口服多西环素治疗 100 mg,每日 2 次,加甲硝唑 500 mg,口服,每日 2 次,总疗程 14 日。

住院治疗推荐方案 B

　　克林霉素 900 mg,静脉滴注,每 8 小时 1 次,

　　加

　　庆大霉素负荷量(2 mg/kg),静脉滴注或肌内注射,随后给予维持量(1.5 mg/kg),每 8 小时 1 次。庆大霉素也可每日 1 次给药。

> 注意：患者临床症状改善后 24 小时可停止肠道外治疗，继以口服治疗，即多西环素 100 mg，口服，每日 2 次；或克林霉素 450 mg，口服，每日 4 次，连续 14 日为一疗程。

注意：①多西环素静脉给药疼痛明显，当患者可以经口服药时，它与口服途径相比没有任何优越性。②孕期或哺乳期妇女禁用四环素、多西环素。妊娠前 3 个月内应避免使用甲硝唑。

3. 其他部位淋病

（1）淋菌性眼结膜炎

推荐方案

新生儿：头孢曲松 25 mg～50 mg/kg（总量不超过 125 mg），静脉或肌内注射，每日 1 次，连续 3 日。

儿童：体重≥45 kg 者按成人方案治疗，体重＜45 kg 的儿童：头孢曲松 50 mg/kg（最大剂量 1 g），肌内或静脉注射，每日 1 次，共 3 日。

成人：头孢曲松 1 g，肌内注射或静脉给药，每日 1 次，共 3 日。或

大观霉素 2 g，肌内注射，每日 1 次，共 3 日。

注意：同时应用生理盐水冲洗眼部，每小时 1 次。新生儿不宜应用大观霉素。新生儿的母亲应进行检查，如患有淋病，应同时治疗。新生儿应住院治疗，并检查有无播散性感染。

（2）淋菌性咽炎

推荐方案

头孢曲松 1 g，肌内注射或静脉给药，单次给药；或

头孢噻肟 1 g，肌内注射，单次给药。

如果沙眼衣原体感染不能排除,加上抗沙眼衣原体感染药物。

注意：大观霉素对淋菌性咽炎的疗效欠佳,因此不推荐使用。

4.播散性淋病

（1）新生儿播散性淋病

推荐方案

头孢曲松每日 25～50 mg/kg,静脉注射或肌内注射,每日 1 次,共 7～10 日;如有脑膜炎疗程为 14 日。

（2）儿童播散性淋病：体重≥45 kg 者按成人方案治疗,体重＜45 kg 的儿童按如下方案治疗。

推荐方案

淋菌性关节炎：头孢曲松 50 mg/kg,肌内注射或静脉注射,每日 1 次,共 7～10 天。

脑膜炎或心内膜炎：头孢曲松 25 mg/kg,肌内注射或静脉注射,每日 2 次,共 14 天（脑膜炎）,或 28 天（心内膜炎）。

（3）成人播散性淋病：推荐住院治疗。需检查有无心内膜炎或脑膜炎。如果沙眼衣原体感染不能排除,应加上抗沙眼衣原体感染药物。

推荐方案

头孢曲松 1 g,肌内注射或静脉注射,每日 1 次,共 10 日或以上。

替代方案

大观霉素 2 g,肌内注射,每日 2 次,共 10 日或以上。

注意:淋菌性关节炎者,除髋关节外,不宜施行开放性引流,但可以反复抽吸,禁止关节腔内注射抗生素。淋菌性脑膜炎上述治疗的疗程约 2 周,心内膜炎疗程要 4 周以上。

三、随 访

治疗后复诊有利于评估治疗的依从性、治疗效果、药物不良反应、治疗期间的性行为或再感染的可能性,以及性伴通知的有效性等。

泌尿生殖道无并发症淋病患者经推荐方案规范治疗后,如果没有再接触新性伴或未治疗的性伴,临床症状和体征全部消失而达到临床痊愈的患者,不必常规做病原学检查进行判愈。

有下列情况时应做淋球菌培养检查:症状或体征持续存在,咽部淋球菌感染,接触未经治疗的性伴,并发盆腔炎症性疾病或播散性淋球菌感染,妊娠期感染,儿童患者。淋球菌培养检查宜在治疗结束后至少 5 日进行,如果应用核酸扩增试验宜在治疗结束后 3 周进行。发现治疗失败或耐药菌株引起的感染应进行报告。

经推荐方案治疗后再发病者,通常是由再感染引起,提示要加强对患者的教育和性伴的诊治。持续性尿道炎、宫颈炎或直肠炎也可由沙眼衣原体及其他微生物引起,应进行针对性检查,以做出判断,并加以治疗。

淋菌性附睾炎经治疗后,若 3 日内症状无明显改善,则应重新评价诊断与治疗。淋菌性盆腔炎患者应在开始治疗 3 日内进行随访(有发热症状患者在 24 小时内随访),若病情没有改善则收入院。患者应在 3 日内出现明显的临床好转(退热、腹部压痛减轻、子宫、附件和宫颈举痛减轻)。3 日内无好转的患者可能需入院治疗,进行其他诊断检查或外科会诊。淋菌性脑膜炎、心内膜炎如出现并发症,应请有关专科会诊。

四、性伴处理

成年淋病患者就诊时,应要求其性伴来检查和治疗。在症状发作前或确诊前 2 个月内与患者有过性接触的所有性伴,都应做淋球菌和沙眼衣原体感染的检查和治疗。如果患者最近一次性接触是在症状发作前或诊断前 2 个月之前,则其最近一个性伴应予检查和治疗。应教育患者在治疗未完成前,或本人和性伴还有症状时避免性交。

新生儿确诊有淋球菌感染时,应对患儿的母亲及其分娩前 2 个月内的性伴进行检查和治疗。淋菌性盆腔炎患者出现症状前 2 个月内与其有性接触的男性伴应进行检查和治疗,即便其男性伴没有任何症状,也应如此处理。

五、特殊情况的处理

1. **药物过敏者** 5%～10%对青霉素过敏的患者对头孢曲松等三代头孢菌素有交叉过敏。有青霉素过敏史尤其是过敏性休克和头孢菌素过敏史的患者禁用头孢菌素类抗生素,建议改用大观霉素(但此药对淋菌性咽炎的疗效差)。

2. **妊娠期感染** 妊娠期淋球菌感染按照其不同感染类型采用相应的非妊娠期患者的治疗方案。但对于推断或确诊合并有沙眼衣原体感染的孕妇,推荐加用红霉素或阿莫西林治疗。妊娠期禁用氟喹诺酮类和四环素类药物。

3. 男性同性性行为者的处理

男性同性性行为者感染淋球菌,常发生淋菌性直肠炎,其治疗无特殊要求。由于男男性接触者具有感染 HIV、其他病毒性和细菌性性传播疾病的高度危险,因此医生应做好预防咨询,以减少其感染 HIV 和其他性传播疾病的危险性。应建议男性同性性行为者至少每年做一次全面的性病和 HIV 检测。

4. 合并 HIV 感染的处理

同时感染淋球菌和 HIV 者的治疗与 HIV 阴性者相同。淋菌性盆腔炎、附睾炎同时感染 HIV 者,如其免疫功能已受抑,治疗时要注意其可能合并念珠菌及其他病原体感染,并进行针对性治疗。

第三节
生殖道沙眼衣原体感染

沙眼衣原体是一类严格真核细胞内寄生、有独特发育周期的原核细胞型微生物。生殖道沙眼衣原体感染（genital chlamydial infections）是很常见的性传播疾病。其临床过程常隐匿、迁延、症状轻微。沙眼衣原体引起的疾病范围广泛，可累及眼、生殖道、直肠等多个脏器，也可导致母婴传播。

● 诊 断 ●

一、诊断依据

1. 流行病学史（1.1）　有不安全性行为，多性伴或性伴感染史。新生儿感染者其母亲有泌尿生殖道沙眼衣原体感染史。

2. 临床表现（1.2）

（1）男性特有的感染（1.2.1）：大约有一半以上无症状。有症状者可出现下列表现。

1）尿道炎（1.2.1.1）：潜伏期 1～3 周。表现为尿道不适、尿痛或有尿道分泌物。尿痛症状比较轻，有时仅表现为尿道的轻微刺痛和痒感,尿道分泌物为黏液性或黏液脓性,较稀薄,量较少。

2)附睾炎(1.2.1.2):如未治疗或治疗不当,少数患者可进一步引起附睾炎。表现为单侧附睾肿大、疼痛、水肿、硬结、局部或全身发热,硬结多发生在附睾的曲细精管,可触及痛性的附睾硬结。有时睾丸也可累及,出现睾丸肿大、疼痛及触痛、阴囊水肿等。

3)前列腺炎(1.2.1.3):患者既往有衣原体尿道炎的病史或现患衣原体尿道炎。表现为会阴部及其周围轻微疼痛或酸胀感,伴有直肠坠胀感,可伴有排精痛。体检时前列腺呈不对称肿大、变硬或有硬结和压痛。尿中可出现透明丝状物或灰白色块状物。

4)关节炎(Reiter 综合征)(1.2.1.4):为少见的合并症。常在尿道炎出现 1～4 周后发生,是发生于下肢大关节及骶髂关节等的非对称性、非侵蚀性关节炎。Reiter 综合征则指除上述病变外,还有眼(结膜炎、葡萄膜炎)、皮肤(环状包皮龟头炎、掌跖角皮症)、黏膜(上腭、舌及口腔黏膜溃疡)等损害。

(2)女性特有的感染(1.2.2):约有 70% 以上无症状。有症状者可出现下列表现。

1)宫颈炎(1.2.2.1):由于常见的是无症状感染,所以难以确定潜伏期。可有阴道分泌物异常,非月经期或性交后出血及下腹部不适。体检可发现宫颈充血、水肿、接触性出血("脆性增加")、宫颈管黏液脓性分泌物,阴道壁黏膜正常。拭子试验阳性(将白色拭子插入宫颈管,取出后肉眼可见变为黄绿色)。

2)尿道炎(1.2.2.2):可出现尿痛、尿频、尿急。常同时合并宫颈炎。体检可发现尿道口充血潮红,微肿胀或正常,可有少量黏液脓性分泌物溢出。

3）盆腔炎(1.2.2.3)：如未治疗或治疗不当，部分患者可上行感染而发生盆腔炎。表现为下腹痛、腰痛、性交痛、阴道异常出血、阴道分泌物异常等。急性发病时伴有高热、寒战、头痛、食欲不振等全身症状。病情较轻时，下腹部轻微疼痛，血沉稍快。体检可发现下腹部压痛、宫颈举痛，可扪及增粗的输卵管或炎性肿块。病程经过通常为慢性迁延性。远期后果包括输卵管性不育、异位妊娠和慢性盆腔痛。

（3）男性和女性共有的感染(1.2.3)

1）直肠炎(1.2.3.1)：男性多见于同性性行为者。轻者无症状，重者有直肠疼痛、便血、腹泻及黏液性分泌物。

2）眼结膜炎(1.2.3.2)：出现眼睑肿胀，睑结膜充血及滤泡，可有黏液脓性分泌物。

（4）婴儿及儿童感染(1.2.5)

1）新生儿结膜炎(1.2.5.1)：由患病的产妇传染所致。在生后5～12日发生。轻者可无症状，有症状的新生儿表现为轻重不等的化脓性结膜炎，出现黏液性或黏液脓性分泌物、眼睑水肿、睑结膜弥漫性红肿、球结膜炎症性乳头状增生，日久可致瘢痕、微血管翳等。

2）新生儿肺炎(1.2.5.2)：常在3～16周龄发生。表现为鼻塞、流涕，呼吸急促，特征性的（间隔时间短、断续性）咳嗽，常不发热。体检发现呼吸急促，可闻及湿啰音。

3. 实验室检查(1.3)

（1）核酸检测(1.3.1)：聚合酶链反应法(PCR)、RNA实时荧光核酸恒温扩增法(SAT)、转录介导核酸恒温扩增法(TMA)等检测沙眼衣原体核酸呈阳性。核酸检测应在通过相关机构认定的实验室开展。

（2）抗原检测(1.3.2)：酶联免疫吸附试验、直接免疫荧光法或免疫层析试验检测沙眼衣原体抗原阳性。

（3）培养法（1.3.3）：沙眼衣原体细胞培养阳性。

（4）抗体检测（1.3.4）：新生儿衣原体肺炎中沙眼衣原体IgM抗体滴度升高，有诊断意义。

二、诊断分类

应结合流行病学史、临床表现和实验室检查结果，综合判断而做出诊断。由于生殖道沙眼衣原体感染大多为无症状，流行病学史有时也较难确定，因此建议采用敏感性和特异性高的实验室检查以明确诊断。

1. 确诊病例　同时符合 1.1（流行病学史）、1.2（临床表现），以及 1.3（实验室检查）中任一项者。

2. 无症状感染　符合 1.3（实验室检查）中任一项（主要为培养法、抗原检测和核酸检测），且无症状者。

三、鉴别诊断

1. 沙眼衣原体性尿道炎　需要与淋球菌、解脲脲原体、生殖支原体和其他病原体引起的尿道炎等鉴别。

2. 沙眼衣原体性附睾炎　需要与淋球菌、大肠埃希菌、铜绿假单胞菌等引起的附睾炎、睾丸扭转等鉴别。

3. 沙眼衣原体性前列腺炎　需要与细菌性前列腺炎、无菌性前列腺炎等鉴别。

4. 沙眼衣原体性直肠炎　需要与淋球菌、生殖支原体、肠道细菌（志贺菌、沙门菌等）、原虫（蓝氏贾第虫、溶组织阿米巴、隐孢子虫）、病毒（巨细胞病毒、腺病毒）等引起的直肠炎鉴别。

5. 沙眼衣原体宫颈炎　需要与淋球菌性宫颈炎等鉴别。

6. 新生儿沙眼衣原体性结膜炎　需要与淋球菌、大肠埃希菌、金黄色葡萄球菌、化脓性链球菌引起的结膜炎鉴别。

7. 新生儿沙眼衣原体性肺炎　需要与病毒(呼吸道合胞病毒、巨细胞病毒、腺病毒和流感病毒)、细菌(链球菌、金黄色葡萄球菌、大肠埃希菌、流感杆菌、肺炎球菌)等引起的肺炎鉴别。

处　　理

沙眼衣原体感染的治疗目的是杀灭沙眼衣原体、消除症状、防止产生并发症、阻断进一步传播。由于沙眼衣原体具有独特的生物学性质,要求抗生素具有较好的细胞穿透性,可采用延长抗生素疗程,或使用半衰期长的抗生素等方法,提高治疗效果。

一、一般原则

早期诊断,早期治疗。及时、足量、规则用药。根据不同的病情采用相应的治疗方案。所有患者应做 HIV 和梅毒的咨询与检测。性伴应该同时接受治疗。治疗后进行随访。

二、治疗方案

1. 成人沙眼衣原体感染

推荐方案

阿奇霉素第 1 日 1 g,以后 2 日每日 0.5 g;或

多西环素 0.1 g,每日 2 次,共 10～14 日。

替代方案

米诺环素 0.1 g,每日 2 次,共 10～14 日;或

四环素 0.5 g,每日 4 次,共 2～3 周;或

红霉素碱 0.5 g,每日 4 次,共 10～14 日,或

罗红霉素 0.15 g,每日 2 次,共 10～14 日,或

克拉霉素 0.25 g,每日 2 次,共 10～14 日,或

氧氟沙星 0.3 g,每日 2 次,共 10 日,或

左氧氟沙星 0.5 g,每日 1 次,共 10 日,或

司帕沙星 0.2 g,每日 1 次,共 10 日,或

莫西沙星 0.4 g,每日 1 次,共 7 日。

四环素类药物均有较好的疗效。多西环素与四环素相比,优点在于每日服药次数减少,耐受性稍好,半衰期长,即便漏服 1 次也有效,同等剂量下抗沙眼衣原体的作用更强。不过,在临床上尚未观察到两者疗效的差异。米诺环素是第二代半合成的四环素类药物,每日服药 2 次,具有高度的亲脂性和较强的组织穿透性,在泌尿生殖道的浓度高于有效治疗浓度,因而疗效较高。

阿奇霉素是一种半合成的大环内酯类抗生素,口服吸收后能迅速穿透细胞,组织浓度高,血浆和组织半衰期达 68 小时。一次标准剂量口服,在组织中能达到较高的治疗浓度,在炎症部位保持不少于 5 天。既往研究发现单剂量阿奇霉素治疗生殖道沙眼衣原体感染的疗效较好,它的疗效和不良反应与多西环素相似,其优点是只需单次应用,尤其适用于对治疗依从性差的患者,如青少年或症状不明显者。但近来临床研究发现单剂阿奇霉素治疗失败者增多,因此建议根据最新相关临床研究结果增加阿奇霉素剂量和疗程。用阿奇霉素治疗者须在服药后 7 天内禁止性行为,在此期间理论上仍有传播

的可能性。

红霉素由于其胃肠道副作用常常影响患者对治疗的依从性，因此其疗效比阿奇霉素或多西环素差。其他大环内酯类药物如罗红霉素、克拉霉素及交沙霉素等也可用于临床治疗，初步临床研究表明这些药物对沙眼衣原体感染具有较好的疗效。

近年来的研究发现新型氟喹诺酮类药物氧氟沙星、左氧氟沙星、司帕沙星、莫西沙星等的疗效与阿奇霉素或多西环素相当。左氧氟沙星为氧氟沙星的左旋体，作用增强 1 倍，而不良反应更少。司帕沙星和莫西沙星的半衰期长，可每日 1 次给药，故患者依从性相对较好。其他氟喹诺酮类药物对沙眼衣原体疗效不肯定，或有待进一步评价。

2. 婴儿和儿童沙眼衣原体感染

（1）新生儿沙眼衣原体眼炎和肺炎

推荐方案

红霉素干糖浆粉剂，每日 50 mg/kg，分 4 次口服，共 14 日。如有效，再延长 1～2 周。

（2）儿童衣原体感染

推荐方案

体重＜45 kg 者：红霉素碱或红霉素干糖浆粉剂每日 50 mg/kg，分 4 次口服，共 14 日。

8 岁或体重≥45 kg 者：同成人的阿奇霉素治疗方案。

红霉素治疗婴儿或儿童的沙眼衣原体感染的有效率约为 80%，可能需要第二个疗程。

三、随 访

以阿奇霉素或多西环素治疗的患者,在完成治疗后一般无须进行微生物学随访。有下列情况时考虑做微生物学随访:①症状持续存在。②怀疑再感染。③怀疑未依从治疗。④无症状感染。⑤红霉素治疗后。

判愈试验时间安排:抗原检测试验为疗程结束后的 2 周;核酸扩增试验为疗程结束后的 4 周。

对于女性患者,建议在治疗后 3～4 个月再次进行沙眼衣原体检测,以发现可能的再感染,防止盆腔炎或其他并发症发生。

四、性伴的处理

在患者出现症状或确诊前的 2 个月内的所有性伴均应接受检查和治疗。患者及其性伴在完成疗程前(阿奇霉素方案治疗后的 7 日内,或其他抗生素 7～14 日治疗方案完成前)应避免性行为。

五、特殊情况的处理

1. 妊娠期感染

推荐方案

阿奇霉素第 1 日 1 g,以后 2 日每日 0.5 g;或

阿莫西林 0.5 g,每日 3 次,共 7 日。

替代方案

红霉素碱 0.5 g,每日 4 次,共 10～14 日。

妊娠期忌用四环素类及氟喹诺酮类。无味红霉素因有肝毒性,在妊娠期禁用。红霉素每日 2 g 的疗法治愈率 84%～94%,但半数以上的患者出现严重胃肠道不良反应,而不能完成治疗。红霉素碱每日 1 g 的疗法较能耐受,但疗效差。阿奇霉素可作为妊娠期沙眼衣原体感染的治疗药物,初步的临床资料显示其是安全、有效的。由于妊娠期所用药物的疗效相对差,故应做判愈试验。在行判愈试验后的 3 个月和妊娠后 3 个月还应重复做生殖道沙眼衣原体的检测,以减少或避免胎儿或新生儿感染。

2. 合并 HIV 感染的处理　合并 HIV 感染的沙眼衣原体感染者的治疗与 HIV 阴性者相同。

第四节
尖锐湿疣

尖锐湿疣（condyloma acuminatum）是由人乳头瘤病毒（HPV）感染引起的以皮肤黏膜疣状增生性病变为主要表现的性传播疾病，多由 HPV6、HPV11 引起。主要侵犯生殖器、会阴和肛门部位，性接触为主要传播途径，少数人可通过密切接触等非性传播途径而感染。

诊　断

一、诊断依据

1. 流行病学史（1.1）　有不安全性行为，多性伴或性伴感染史。或与尖锐湿疣患者有密切的间接接触史，或新生儿的母亲为 HPV 感染者。

2. 临床表现（1.2）

（1）潜伏期（1.2.1）：3 周至 8 个月，平均 3 个月。

（2）症状与体征（1.2.2）：男性好发于龟头、冠状沟、系带、阴茎、尿道口、肛周和阴囊等部位；女性好发于大小阴唇、尿道口、阴道口、会阴、肛周、阴道壁、宫颈等；被动肛交者损害可发生于肛周、肛管和直肠;口交者可出现口腔损害。

皮损初期表现为局部出现细小丘疹,针头至绿豆大小。逐渐增大或增多,发展为乳头状、鸡冠状、菜花状或团块状的赘生物。可为单发或多发。色泽可从粉红色至深红色(非角化性皮损)、灰白色(严重角化性皮损),乃至棕黑色(色素沉着性皮损)。少数患者因免疫功能低下或妊娠而发生大体积疣,可累及整个外阴、肛周以及臀沟。

一般无自觉症状,少数患者可有痒、异物感、压迫感或灼痛感。可因皮损脆性增加、摩擦而发生破溃、浸渍或糜烂,或有出血,或继发感染。女性患者可有阴道分泌物增多。损害可造成患者的心理负担,如焦虑感等。

(3)临床表现类型(1.2.3)

1)典型尖锐湿疣(1.2.3.1):皮损为柔软、粉红色、菜花状或乳头状赘生物,大小不等,表面呈花椰菜样凹凸不平。常见于潮湿且部分角化的上皮部位,如包皮内侧冠状沟、尿道口、小阴唇内侧、阴道口、阴道、宫颈、肛门,但也可见于腹股沟、会阴等部位。

2)丘疹状疣(1.2.3.2):皮损为圆形或半圆形丘疹状突起,非菜花状,直径1~4 mm,见于完全角化的上皮部位。

3)扁平状疣(1.2.3.3):皮损稍高出皮面,或呈斑丘疹状,表面可呈玛瑙纹蜡样光泽,有时可见微刺。可见于生殖器任何部位,易被忽视。

4)亚临床感染(1.2.3.4):人体暴露于HPV后,亚临床感染或潜伏感染可能是最常见的后果。亚临床感染的皮肤黏膜表面外观正常,但HPV核酸检测阳性,组织病理检查出现HPV感染的表现,醋酸白试验大多阳性。

(4)醋酸白试验(1.2.4):用3%～5%醋酸溶液湿敷或涂布于待检的皮损处以及周围皮肤黏膜,在3～5分钟内,如见到均匀一致的变白区域为阳性反应。该试验并非 HPV 感染的特异性试验,其敏感性和特异性尚不清楚。局部有炎症、表皮增厚或外伤等时可出现假阳性。醋酸白试验阴性也不能排除 HPV 感染。临床上较典型尖锐湿疣及 HPV 检查阳性的损害中有部分为醋酸白试验阴性。

(5) 辅助检查(1.2.5):阴道窥器、阴道镜、肛门镜检查是常用辅助检查手段,可以更好地暴露腔道部位的疣体。

3. 实验室检查(1.3)

(1) 病理学检查(1.3.1):可见角化过度、灶性角化不全、表皮乳头瘤样或疣状增生、棘层肥厚、真皮浅层血管扩张,并有淋巴细胞为主的炎症细胞浸润。表皮浅层可见呈灶状、片状及散在分布的空泡化细胞,即凹空细胞,该细胞体积大,核深染,核周胞质不同程度的空泡化改变。部分皮损的角质形成细胞内可见紫色的病毒包涵体颗粒。

(2) 核酸扩增试验(1.3.2):聚合酶链式反应法(PCR)、荧光定量 PCR 法等检测可疑损害标本中 HPV 核酸阳性,并可进行 HPV 型别鉴定。部分尖锐湿疣患者可以合并高危型 HPV 感染。核酸检测应在通过相关机构认定的实验室开展。

二、诊断分类

1. 临床诊断病例　符合 1.1(流行病学史)和 1.2(临床表现)。

2. 确诊病例　应同时符合临床诊断病例的要求和 1.3(实验室检查)中的任一项。

三、鉴别诊断

需与阴茎珍珠状丘疹、阴茎系带旁丘疹、绒毛状小阴唇、汗管瘤、皮脂腺异位症、光泽苔藓、扁平湿疣（二期梅毒疹）、鲍恩样丘疹病、鲍温病、上皮内瘤变、生殖器鳞状细胞癌等鉴别。

处　理

一、一般原则

以去除疣体为目的，尽可能地消除疣体周围的亚临床感染以减少或预防复发。但是采用任何一种治疗方法都有可能产生复发。治疗后应定期随访。根据皮损的大小、部位、年龄等因素选择不同的治疗方法，不主张采用毒性大的药物或易产生瘢痕的方法。同时应对性伴进行检查和治疗。治疗期间禁止性行为。本病可能合并其他性传播疾病，应进行必要的检查和治疗；应做 HIV 和梅毒的咨询与检测。

二、治疗方案

可分为患者自行用药和临床医生给予治疗。自行用药的患者应能够识别并触及肛门生殖器部位的所有疣体，且愿意坚持较长时间的治疗。

1. 患者自己用药　男女两性外生殖器部位可见的中等以下大小的疣体（单个疣体直径＜5 mm，疣体团块直径＜10 mm，疣体数目＜15 个），一般可由患者自己外用药物治疗。

推荐方案

0.5％鬼臼毒素(足叶草毒素)酊(或 0.15％鬼臼毒素霜)每日外用 2 次,连续 3 日,随后停药 4 日,7 日为一疗程。如有必要,可重复治疗达 3 个疗程;或

5％咪喹莫特霜,涂药于疣体上,每 2 日 1 次晚间用药,1 周 3 次,用药 10 小时后,以肥皂和水清洗用药部位,最长可用至 16 周。

0.5％鬼臼毒素(足叶草毒素)酊(或 0.15％鬼臼毒素霜)适用于治疗直径≤10 mm 的生殖器疣,临床治愈率在 42％～88％之间。用药疣体总面积不应超过 10 cm^2,日用药总量不应超过 0.5 ml。有破损的皮损不适合用。涂药后应待药物自然干燥,并在 1～4 小时后彻底清洗。须注意保护皮损周围的正常皮肤黏膜。副作用以局部刺激为主,如瘙痒、灼痛、红肿、糜烂等。另外,此药有致畸作用,孕妇忌用。

咪喹莫特是外用免疫增强剂,可以刺激干扰素及其他细胞因子的产生。5％咪喹莫特霜治疗尖锐湿疣的优点为复发率低。副作用以局部刺激为主,可有瘙痒、灼痛、红斑、糜烂。可单独使用,但起效较慢,目前多与冷冻、CO_2 激光或其他疗法联合使用,对疣体去除后预防复发有一定的应用价值。妊娠期咪喹莫特的安全性尚未确立,孕妇忌用。

2. 医院内应用

推荐方案

CO_2 激光;或

液氮冷冻;或

高频电治疗;或

微波治疗;或

光动力治疗。

替代方案

80%～90%三氯醋酸或二氯醋酸单次外用。必要时隔1～2周重复1次,最多6次。或

外科手术切除。

CO_2激光、微波和高频电治疗适用于不同大小及各部位疣体的治疗。液氮冷冻可适用于较多的体表部位,缺点是复发率高,疼痛明显,皮下组织疏松部位治疗后可致明显水肿。常需多次治疗;较少用于治疗腔道内疣,如应用时应注意冷冻的深度和范围以免发生阴道直肠瘘,且需经验丰富的技术人员谨慎操作。

光动力治疗为外敷光敏剂盐酸氨酮戊酸,再以半导体或氦氖激光照射治疗疣体,可单独使用或与其他物理疗法联合使用。每1～2周治疗一次,一般2～3次可得到较好疗效。HPV亚临床感染的存在和局部细胞免疫功能的异常是尖锐湿疣复发的主要原因之一。既往报道,76%的尖锐湿疣皮损周围2 cm内的外观正常皮肤黏膜组织内可检出HPV DNA。光动力治疗因其大光斑的广覆盖性及对亚临床感染的治疗特点而能显著降低复发率。尤其对一些特殊腔道部位如肛管内、尿道内、尿道口、宫颈管内等的疣体有较高的清除率。其与激光冷冻等疗法相比无毁损性,可重复治疗,不易造成组织缺损和功能障碍。

80%～90%三氯醋酸或二氯醋酸宜治疗小的皮损或丘疹样皮损,不能用于角化过度或较大的、多发性以及面积较大的疣体。治疗时,将少量药液涂于疣体上,待其干燥,见皮损表面形成一层白霜即可,如果外用药液量过剩,可敷上滑石粉,或碳酸氢钠(苏打粉)或液体皂以中和过量的、未反应的酸。治疗时应注意保护周围的正常皮肤黏膜。不良反应为局部刺

激、红肿、糜烂、溃疡等。

手术切除适用于有蒂或大体积疣的治疗，对药物或 CO_2 激光的治疗疗效差、皮损顽固且短期内反复发作的疣体也可考虑外科手术切除。手术治疗可去除大部分疣体，但仍有 $20\%\sim30\%$ 的患者可在手术边缘或远隔部位出现新的损害。

此外，以往临床使用的 $10\%\sim25\%$ 足叶草脂安息香酊，因药物吸收可发生系统性不良反应，长期应用有潜在致癌性。有鉴于此，已不推荐该药在临床使用。干扰素具有广谱抗病毒和免疫调节作用。因对其疗效尚缺乏确切的评价，且治疗费用较高，一般不推荐常规应用。有报道干扰素用于疣体基底部注射，每周 3 次，共 $4\sim12$ 周，有一定疗效。

3. 治疗方法选择　治疗方案应综合考虑，并根据个体情况选择。如需考虑疣体数量、大小和位置与范围、患者意愿、费用、不良反应，以及是否有条件实施等因素。

（1）男女两性外生殖器部位中等大小以下的疣体（单个疣体直径<0.5 cm，疣体团块直径<1 cm，疣体数目<15 个），一般患者自己外用药物治疗。

（2）男性尿道内和肛周，女性的前庭、尿道口、阴道壁和宫颈口的疣体，或男女两性的疣体大小和数量均超过上述标准者，建议用物理方法治疗。

（3）对于物理治疗后，体表尚有少量疣体残存时，可再用外用药物治疗。

（4）药物治疗或物理治疗时，醋酸白试验有助于辨明病毒感染区域，尽量清除皮损周围的感染，以减少复发。

4. 亚临床感染的处理　对于无症状的亚临床感染，一般不推荐治疗，因为尚无有效方法清除 HPV 感染细胞，且过度治疗反而易引起潜在不良后果。处理以密切随访及预防传染为主。对于醋酸白试验阳性的可疑感染部位，可视具体情况给予相应治疗(如激光、冷冻、光动力治疗、外用咪喹莫特霜)。

三、随 访

尖锐湿疣治疗后的最初3个月,应嘱咐患者每2周随诊1次,如有特殊情况(如发现有新发皮损或创面出血等)应随时就诊,以便及时得到恰当临床处理。同时应告知患者注意皮损好发部位,仔细观察有无复发,复发多在治疗最初的3个月。3个月后,可根据患者的具体情况,适当延长随访间隔期,直至末次治疗后6~9个月。

四、判愈与预后

尖锐湿疣的临床判愈标准为治疗后疣体消失。目前多数学者认为,治疗后6~9个月无复发者,则复发机会减少。尖锐湿疣的预后一般良好,虽然治疗后复发率较高,但通过适宜的处理最终可达临床治愈。

五、性伴的处理

患者的所有性伴都应接受检查和随访,同时提供有效的咨询服务。男性尖锐湿疣患者的女性性伴可做宫颈细胞学筛查。

六、特殊情况的处理

1. **妊娠期感染** 妊娠期忌用鬼臼毒素和咪喹莫特。由于妊娠期疣体增生较快、脆性增加,孕妇的尖锐湿疣在妊娠早期应尽早采用物理方法或手术治疗。虽然需要告知患尖锐湿疣的孕妇，HPV 6 和 11 型可引起婴幼儿的呼吸道乳头瘤病，患尖锐湿疣的妇女所生新生儿有发生该病的危险性，但如无其他原因，不建议患尖锐湿疣的孕妇终止妊娠，人工流产可增加患盆腔炎性疾病和 HPV 上行感染的危险性。患尖锐湿疣并不是剖宫产的指征。如孕妇临近分娩仍有皮损者，如阻塞产道，或阴道分娩会导致严重出血，最好在羊膜未破前行剖宫产。必要时需请妇产科和性病科专家联合会诊。新生儿出生后应避免与 HPV 感染者接触。

2. 合并 HIV 感染者　由于 HIV 感染或其他原因使免疫功能受到抑制的患者，常用治疗方法的疗效不如免疫正常者，更易复发。依不同情况，可采用多种方法联合治疗，这些患者更容易在生殖器疣的基础上发生鳞癌，应提高警惕，常需做活检病理来确诊。

3. 频繁复发的病例　少数患者尖锐湿疣皮损会多次复发，其原因可能是：①原发损害治疗不彻底，如激光烧灼过浅。②原发损害附近的 HPV 潜伏感染。③部分患者尿道内或阴囊是 HPV 贮存库，是外阴 HPV 的播散源。④与已感染的性伴再次接触，造成再感染。⑤患者免疫状态低下，如 HIV 感染、糖尿病、妊娠或器官移植者。⑥未去除不良因素，如男性包皮过长，女性阴道炎或宫颈炎。对于尖锐湿疣频繁复发的患者，目前尚无明确有效的疗法。物理治疗时应注意及早发现亚临床感染，治疗范围超过皮损 2 mm，深度达真皮浅层。去除可能的病因，如同时存在其他感染。在广泛、彻底去除疣体后，可试用一些可调节人体免疫状态的药物，如干扰素、白介素-2、胸腺肽等，但这些药物对预防复发的效果尚缺乏循证医学依据。

七、预 防

HPV感染可以反复发生并发展至临床病变如尖锐湿疣等。无保护措施的性行为和机体免疫功能低下者更容易导致HPV反复感染或尖锐湿疣反复发作。安全健康的性行为对预防HPV感染至关重要。此外，HPV预防性疫苗的应用可以减少HPV感染，主要推荐用于宫颈癌的预防，但其对预防或降低尖锐湿疣的发生也有作用。临床上已上市应用的人乳头瘤病毒（HPV）疫苗有3种，如四价疫苗（Gardasil）针对HPV 6、11、16和18型；九价疫苗（Gardasil 9）针对HPV 6、11、16、18、31、33、45、52和58型；二价疫苗（Cervarix）针对HPV 16和18型。已有多个国家和地区的疾病控制中心和免疫接种指南委员会推荐应用HPV预防性疫苗。接种四价或九价HPV疫苗可预防肛门生殖器疣。

第五节
生殖器疱疹

生殖器疱疹(genital herpes)是由单纯疱疹病毒(HSV)感染生殖器与肛门及其周围部位皮肤黏膜,以疼痛性水疱及浅表溃疡为主要特征的一种慢性复发性性传播疾病。引起生殖器疱疹的单纯疱疹病毒有两种类型:HSV-1及HSV-2,多数生殖器疱疹由HSV-2引起。HSV进入人体后,可终生潜伏,潜伏的病毒在一定条件下可再度活跃引起复发。HSV除可引起生殖器疱疹外,还可引起一系列并发症,也可经孕产妇引起新生儿HSV感染。

诊 断

一、诊断依据

1. 流行病学史(1.1) 有不安全性行为史、多性伴史或性伴感染史。

2. 临床表现(1.2)

(1) 初发生殖器疱疹(1.2.1):是指第一次出现临床表现的生殖器疱疹。初发可以是原发性生殖器疱疹,也可以是非原发性感染。

1) 原发性生殖器疱疹(1.2.1.1)：既往无 HSV 感染，血清 HSV 抗体检测阴性，为第一次感染 HSV 而出现症状者。是临床表现最为严重的一种类型。

潜伏期为 1 周(2～12 天)。男性好发于龟头、冠状沟、阴茎体等，女性好发于大小阴唇、阴道口、会阴、肛周等。少见的部位包括阴囊、阴阜、股部、臀部等。有肛交行为者可有肛门、直肠受累。最初的表现为红斑、丘疹或丘疱疹，很快发展为集簇的或散在的小水疱，2～4 天后破溃形成糜烂和溃疡。局部可出现瘙痒、疼痛或烧灼感。病程持续约 15～20 天。常伴发热、头痛、肌痛、全身不适或乏力等全身症状。可有尿道炎、膀胱炎或宫颈炎等表现。腹股沟淋巴结可肿大，有压痛。

2) 非原发性生殖器疱疹(1.2.1.2)：既往有过 HSV 感染(主要为口唇或颜面单纯疱疹)，血清 HSV 抗体检测阳性，再次感染另一型别的 HSV 而出现生殖器疱疹的初次发作。与上述的原发性生殖器疱疹相比，自觉症状较轻，皮损较局限，病程较短，全身症状较少见，腹股沟淋巴结多不肿大。

(2) 复发性生殖器疱疹(1.2.2)：首次复发多出现在感染后 1～4 个月。复发频率的个体差异较大，平均每年 3～4 次，有达十几次者。

多在发疹前数小时至 5 天有前驱症状，表现为局部瘙痒、烧灼感、刺痛、隐痛、麻木感和会阴坠胀感等。皮损数目较少，为集簇的小水疱，很快破溃形成糜烂或浅表溃疡，分布不对称，局部轻微疼痛、瘙痒、烧灼感。病程常为 6～10 天，皮损多在 4～5 天内愈合。全身症状少见，多无腹股沟淋巴结肿大。

(3) 不典型或未识别的生殖器疱疹(1.2.3)：不典型损害可为非特异性红斑、裂隙、硬结(或疖肿)、毛囊炎、皮肤擦破、包皮红肿渗液等。

（4）亚临床感染（1.2.4）：指无临床症状和体征的 HSV 感染。但存在无症状排毒，具传染性。

（5）特殊类型的生殖器疱疹（1.2.5）

1）疱疹性宫颈炎（1.2.5.1）：表现为黏液脓性宫颈炎。出现宫颈充血及脆性增加、水疱、糜烂，甚至坏死。

2）疱疹性直肠炎（1.2.5.2）：多见于有肛交行为者，表现为肛周水疱或溃疡，肛门部疼痛、里急后重、便秘和直肠黏液血性分泌物，常伴发热、全身不适、肌痛等。

（6）新生儿疱疹（1.2.6）：为妊娠期生殖器疱疹的不良后果。可分为局限型、中枢神经系统型和播散型。常在生后 3～30 天出现症状，侵犯皮肤黏膜、内脏和中枢神经系统。表现为吃奶时吸吮无力、昏睡、发热、抽搐、惊厥或发生皮损，可出现结膜炎、角膜炎，可伴有黄疸、发绀、呼吸困难、循环衰竭以至死亡。

（7）并发症（1.2.7）：少见。中枢神经系统并发症包括无菌性脑膜炎、自主神经功能障碍、横断性脊髓炎和骶神经根病。播散性 HSV 感染包括播散性皮肤感染、疱疹性脑膜炎、肝炎、肺炎等。

3. 实验室检查（1.3）

（1）培养法（1.3.1）：细胞培养法分离并鉴定 HSV 阳性。

（2）抗原检测（1.3.2）：酶联免疫吸附试验或免疫荧光试验检测 HSV 抗原阳性。

（3）核酸检测（1.3.3）：核酸扩增法检测 HSV 核酸阳性，多采用 HSV 实时荧光 PCR 法。核酸检测应在通过相关机构认定的实验室开展。

此外，型特异性血清学诊断试验可检测针对不同 HSV 型别的血清抗体，可用于复发性生殖器疱疹患者无皮损期的辅助诊断,也可用于对患者性伴的 HSV 感染状况的判断及不典型生殖器疱疹的辅助诊断。在血清中检出不同型别的 IgM 抗体,表明有该型 HSV 的首次感染,且只出现在近期感染时。而 IgG 抗体持续存在的时间更长,其阳性则更能提示 HSV 感染,尤其对无明显皮损患者的辅助诊断。但不同试剂的敏感性和特异性相差较大。该试验检测结果目前不能作为确诊病例的依据。

型特异性血清抗体的检测还可用于区分初发性生殖器疱疹是原发感染还是非原发感染,但需进行血清学随访。如初发时 HSV 1 型和 2 型特异性抗体均阴性,而在随访过程中出现一种型特异性血清抗体阳转,则可以判断为原发感染的初发性生殖器疱疹;如初发时 HSV 1 型或 2 型的一种型特异性抗体阳性,而在随访过程中出现另一型别的血清抗体阳转,则可以判断为非原发性感染的初发性生殖器疱疹。

二、诊断分类

临床诊断病例:符合 1.1(流行病学史)和 1.2(临床表现)。

确诊病例:同时符合临床诊断病例的要求和 1.3(实验室检查)中的 1.3.1、1.3.2、1.3.3 的任 1 项。

三、鉴别诊断

需与硬下疳(一期梅毒)、软下疳等性传播性疾病及贝赫切特综合征、带状疱疹、接触性皮炎、固定型药疹、脓皮病、Reiter 病、念珠菌病等鉴别。

········● **处　理** ●········

一、一般原则

　　无症状或亚临床型生殖器 HSV 感染者通常无须药物治疗。有症状者的治疗包括全身治疗和局部处理两方面。全身治疗主要是抗病毒治疗和治疗可能的合并感染，局部处理包括清洁创面和防止继发感染。所有患者都应接受梅毒及 HIV 咨询与检测。

　　由于生殖器疱疹极易复发，常给患者带来很大的心理压力，引起心理紧张、抑郁或焦虑等不良情绪，而心理因素又可影响该病的自然病程。因此，应在患病早期及时给予医学咨询、社会心理咨询、药物治疗等综合处理措施，以减少疾病复发。

二、治疗方案

　　1. 系统性抗病毒治疗

　　（1）初发生殖器疱疹

推荐方案

　　阿昔洛韦 200 mg，口服，每日 5 次，共 7～10 日；或

　　阿昔洛韦 400 mg，口服，每日 3 次，共 7～10 日；或

　　伐昔洛韦 500 mg，口服，每日 2 次，共 7～10 日；或

　　泛昔洛韦 250 mg，口服，每日 3 次，共 7～10 日。

　　（2）疱疹性直肠炎、口炎或咽炎：适当增大剂量或延长疗

程至 10～14 日。

（3）播散性 HSV 感染：可给予阿昔洛韦 5～10 mg/kg,静脉滴注,每 8 小时 1 次,疗程为 5～7 日或直至临床表现消失。肾脏功能受损的患者,阿昔洛韦的用量应根据肾损程度调整。

初发生殖器疱疹抗病毒治疗后,临床症状和皮损期缩短 2～4 日,中位数 2.1 日,且病毒排放时间明显缩短,中位数为 9.2 日。

（4）复发性生殖器疱疹的间歇疗法：用于病情复发时,可减轻病情的严重程度,缩短复发病程,减少病毒排出。间歇疗法最好在患者出现前驱症状时或症状出现 24 小时内使用。

> **推荐方案**
>
> 阿昔洛韦 200 mg,口服,每日 5 次,共 5 日;或
>
> 阿昔洛韦 400 mg,口服,每日 3 次,共 5 日;或
>
> 伐昔洛韦 500 mg,口服,每日 2 次,共 5 日;或
>
> 泛昔洛韦 250 mg,口服,每日 3 次,共 5 日。

复发性生殖器疱疹的间歇疗法方案中,阿昔洛韦可使病毒排放时间缩短 2～5 日,临床症状缩短 1～3 日,皮损持续时间缩短的中位数为 1.7 日。伐昔洛韦可使病毒排放时间缩短 2 日,临床症状和皮损持续时间缩短 1～2 日。泛昔洛韦可使病毒排放时间、临床症状和皮损持续缩短时间 1～2 日。

（5）生殖器疱疹频繁复发（每年复发超过 6 次）者：可采用长期抑制疗法。对于复发时症状严重、有抑郁表现者也可采用长期抑制疗法。

> **推荐方案**
>
> 阿昔洛韦 400 mg,口服,每日 2 次;或
>
> 伐昔洛韦 500 mg,口服,每日 1 次;或

泛昔洛韦 250 mg,口服,每日 2 次。

需长期持续给药,疗程一般为 4～12 个月。

对于频繁复发的生殖器疱疹,抑制疗法可有效减少生殖器疱疹的复发次数,同时可预防生殖器疱疹在夫妻及其他性伴间的传播。药物和方案的选择可随患者的可接受性而定。生殖器疱疹的复发频率通常随时间的推延而减少,而且患者对生殖器疱疹心理适应能力也会发生相应变化,因此抑制疗法在使用 4～12 月后,应对患者病情进行重新评估以决定是否继续使用抑制疗法。

(6) 新生儿疱疹:对新生儿有 HSV 感染者,应做认真评估。在既往有生殖器疱疹复发史的孕妇和妊娠前半程获得感染的孕妇,新生儿获得 HSV 感染的危险性较低(＜1％);相反,在近分娩时感染生殖器疱疹孕妇,新生儿获得疱疹感染的危险性较高(30％～50％)。另外,妊娠期间的 HSV 检测,并不能预测分娩时的排毒情况。因此,预防新生儿疱疹的关键是预防孕妇在妊娠后期获得生殖器 HSV 的感染。对于易感的孕妇来说,在妊娠期间,应该避免与患生殖器疱疹或感染状态不明的性伴进行无保护的生殖器及口腔的性接触。

妊娠后期,尤其是分娩前 6 周内感染 HSV 的孕妇所生的新生儿,发生新生儿疱疹的可能性很大,建议考虑行剖宫产以及阿昔洛韦预防性治疗。治疗方案是:阿昔洛韦每日 20 mg/kg,静脉滴注,疗程为 10～21 日。

2. 局部处理　皮损局部可采用生理盐水或 3％硼酸溶液清洗,要保持患处清洁、干燥。可外用 3％阿昔洛韦霜、1％喷昔洛韦乳膏等,但单独局部治疗的疗效远逊于系统性用药,故不建议单独局部外用药物。

三、随访和预后

对于初发生殖器疱疹的患者,经治疗后,全身症状消失,皮损消退,局部疼痛、感觉异常及淋巴结肿大消失,即为临床痊愈。但本病易复发,尤其在初发感染后1年内复发较频繁。生殖器 HSV 2 型感染较 HSV 1 型感染者易复发。随着病程的推延,复发有减少的趋势。有临床发作的患者均存在亚临床或无症状排毒,生殖器疱疹的性传播和垂直传播大多数发生在亚临床或无症状排毒期间。生殖器疱疹的复发与一些诱发因素有关,饮酒、疲劳、感冒、焦虑、紧张、性交、月经等是常见诱因。规律的生活习惯,适当体育锻炼,良好的心理状态和避免诱发因素是减少和预防复发的重要措施。随访的目的是向患者提供进一步的健康教育及咨询,同时可考虑在随访时向患者提供用于下一次治疗的药物,以便患者在前驱症状或发作 24 小时内能及时服药。

四、性伴的处理

患者的性伴应接受相应检查,以判断是否感染生殖器疱疹。有生殖器疱疹相关症状的性伴在确诊后应接受相应的治疗。无生殖器疱疹相关症状的性伴,可通过血清学抗体检测判断是否为无症状感染者。建议对生殖器疱疹的性伴进行梅毒及 HIV 检测。

五、特殊情况的处理

1. **妊娠期生殖器疱疹**　妊娠期阿昔洛韦等药物的安全

性尚未明确,如需使用,应权衡利弊并征得患者的知情同意。目前认为,孕妇初发生殖器疱疹患者可口服阿昔洛韦治疗;有并发症者,应静脉滴注阿昔洛韦治疗。对于频繁复发或新近感染的孕妇生殖器疱疹患者,在妊娠最后4周时,可通过持续的阿昔洛韦治疗以减少活动性损害的出现,从而降低剖宫产率。对于既往有复发性生殖器疱疹病史,但近足月时无复发迹象的孕妇,可不进行阿昔洛韦治疗。对于有活动性皮损或有发作前驱症状的孕妇,在无禁忌证的前提下,可于破膜前行剖宫产术,但剖宫产术并不能完全防止新生儿疱疹的发生。对无活动性皮损的孕妇患者,可从阴道分娩,但分娩后要对其新生儿是否出现发热、昏睡、吃奶时吸吮无力、抽搐或发生皮损进行密切监测,以便及时处理。

妊娠末期原发性生殖器疱疹发生母婴传播的机会是复发性生殖器疱疹的10倍,因此对于血清抗体阴性的孕妇,即从来没有感染过疱疹病毒的孕妇,应预防孕妇在妊娠末期感染原发性生殖器疱疹。预防措施包括在妊娠晚期避免性行为,或在性行为时全程使用安全套。

2. 免疫缺陷者或HIV/AIDS感染者的生殖器疱疹 合并HIV感染的生殖器疱疹有以下特点:①症状重或不典型,皮损持续时间长,可表现为广泛、多发、慢性坏死性溃疡,疼痛剧烈。②临床复发和亚临床复发(有病毒复活和排毒,但无症状)频繁,排毒时间长。③并发症多且严重,常合并细菌和白念珠菌感染,易发生疱疹性脑膜炎及播散性HSV感染,引起多器官损害。对于合并HIV感染的生殖器疱疹患者,应按以下方案治疗。

间歇疗法推荐方案

阿昔洛韦400 mg,口服,每日3次,共5~10日。或
伐昔洛韦1 000 mg,口服,每日2次,共5~10日。或

泛昔洛韦 500 mg,口服,每日 2 次,共 5～10 日。

抑制疗法推荐方案

阿昔洛韦 400 mg,口服,每日 2～3 次。或

伐昔洛韦 500 mg,口服,每日 2 次。或

泛昔洛韦 500 mg,口服,每日 2 次。

合并 HIV 感染的生殖器疱疹容易发生耐药,临床有如下表现时应考虑耐药的出现:①皮损持续 1 周,范围未见缩小;②出现不典型表现:皮损范围大,广泛,出现角化或疣状皮损;非好发部位出现皮损,如骶骨部位生殖器疱疹;③足量抗疱疹病毒药物治疗 3～4 天后仍然有新皮损出现。有条件建议进行药物敏感性试验。对阿昔洛韦/伐昔洛韦耐药的病毒,也可能同时对泛昔洛韦耐药。耐药患者的治疗推荐使用静脉滴注膦甲酸钠,40 mg/kg,每日 3 次,直至临床缓解。

3. 男性同性性行为者 该人群获得 HSV 感染的机会较大,更多的是引起疱疹性直肠炎、口腔炎和咽炎。治疗时应适当增加剂量和延长疗程。

第六节
软下疳

软下疳（chancroid）是由杜克雷嗜血杆菌感染所致的经典性病之一。临床表现为生殖器部位疼痛性、溃疡性皮损，常合并腹股沟淋巴结化脓性病变。在不同的国家和地区软下疳的发病率差异很大，常见的好发地区有非洲、加勒比地区、西亚、南亚或东南亚等地，其他地区有散在的流行。近年来，在太平洋及非洲地区的当地居民或者去那里旅游的儿童或成人发生的慢性皮肤溃疡中检测到杜克雷嗜血杆菌，为软下疳的诊断又带来新的挑战。

● 诊 断 ●

一、诊断依据

1. 流行病学史（1.1）　有不安全性行为史，多性伴或性伴感染史，或有流行地区旅行史。

2. 临床表现（1.2）

（1）潜伏期（1.2.1）：3～14 天，平均 4～7 天。

（2）好发部位（1.2.2）：男性为冠状沟、包皮、包皮系带、龟头、阴茎体、会阴部以及肛周等处,女性为小阴唇、大阴唇、阴唇系带、前庭、阴蒂、子宫颈、会阴部以及肛周等处。溃疡也可见于乳房、大腿内侧、手指及口腔内。

(3)损害特点(1.2.3):起初在感染部位出现炎性小丘疹,1～2日后迅速变为脓疱,2～3日内脓疱破溃形成疼痛性溃疡。溃疡呈圆形或卵圆形,边缘不整,基底覆以脓性分泌物,除去渗出物,基底为血管丰富的肉芽组织,有触痛,易出血;皮损周围可出现卫星状溃疡。溃疡可在1～2月内愈合,残留瘢痕。

(4)软下疳的并发症(1.2.4)

1)腹股沟横痃(1.2.4.1):约50%的患者可以出现,一般出现在原发损害发生后数天到3周,表现为腹股沟和股淋巴结疼痛性肿大,常为单侧,也可双侧受累。肿大的淋巴结常有波动感,可自然破溃流脓,形成溃疡和窦道。尤其是窦道开口呈"鱼口样"非常具有特征性。

2)包茎或嵌顿包茎(1.2.4.2)。

3)尿道瘘(1.2.4.3):是由阴茎毁坏性溃疡所致,侵犯尿道时排尿剧痛,继而发生尿道狭窄。

4)混合性下疳(1.2.4.4):软下疳也可合并梅毒,形成混合性下疳(mixed chancre)。

3. 实验室检查(1.3)

(1)显微镜检查(1.3.1):直接涂片检查,查见革兰染色阴性短杆菌。此法敏感性差。

(2)培养法(1.3.2):临床溃疡分泌物标本细菌培养,生化鉴定为杜克雷嗜血杆菌。

(3)病理学检查(1.3.3):有符合软下疳溃疡的组织病理表现:损害有3个互相覆盖的带,并有特殊的血管变化。溃疡底部表面的带很窄,由中性粒细胞、纤维蛋白、红细胞与坏死组织组成;位于其下的第二条带相当宽,有很多新生血管,内皮细胞明显增生,导致管腔常有闭塞及血栓形成,血管壁变性;最下面的带则由浆细胞与淋巴样细胞组成的致密浸润带。组织切片中有时可找到杜克雷嗜血杆菌。

(4) 核酸检测(1.3.4):聚合酶链反应法等检测到具有特异性的杜克雷嗜血杆菌 DNA 片段,但目前尚未有商品化试剂盒。

二、诊断分类

1. 疑似病例　符合1.1(流行病学史)和1.2(临床表现),有或无1.3.1(显微镜检查)。应通过相关检查,排除其他感染:①发生 7 天以上的溃疡,用暗视野显微镜检查溃疡组织液查不到梅毒螺旋体,或梅毒血清学试验阴性;②临床上排除溃疡为单纯疱疹病毒(HSV)感染,HSV‐PCR 检测或 HSV 抗原检测阴性。

2. 确诊病例　符合疑似病例,以及 1.3.2、1.3.3 和 1.3.4 中的任一项。

三、鉴别诊断

应与一期梅毒、生殖器疱疹、性病性淋巴肉芽肿等进行鉴别。

1. 一期梅毒　表现为硬下疳,一般为单发,直径约 1～2 cm,圆形或卵圆形,界限清楚,边缘略隆起,创面清洁;触诊基底坚韧,呈软骨样硬度,无疼痛和触痛,伴无痛性腹股沟淋巴结肿大。溃疡处取材暗视野显微镜检查可见梅毒螺旋体,梅毒血清学试验阳性。

2. 生殖器疱疹　生殖器或肛周集簇或散在的小水疱,继之表浅糜烂或溃疡,有疼痛或灼热感。病程短,可在1周左右痊愈,容易复发;可伴腹股沟淋巴结肿大,有压痛。皮损 HSV-PCR 检测阳性,或抗原检测阳性。

3. 性病性淋巴肉芽肿 由沙眼衣原体 L1、L2 或 L3 血清型引起,以生殖器损害、局部化脓性淋巴结病或出血性直肠炎为特征。溃疡多为一过性,而且无明显自觉症状,数日自愈不留瘢痕。腹股沟淋巴结肿大为主要的临床表现,并形成沟槽征。肿大的淋巴结亦可破溃,其开口呈"喷水壶"状。沙眼衣原体检测阳性,或沙眼衣原体血清抗体阳性。

处　理

一、治疗原则

应遵循及时、足量、规则用药的原则。在患者发病前 10 日内的性伴,无论其有无症状,均应同时接受治疗,治疗后应进行随访。

二、治疗方案

推荐的治疗方案如下:

推荐方案

一线:头孢曲松 250 mg,单次肌内注射。或

阿奇霉素 1 g,单次口服。或

二线:环丙沙星 500 mg,口服,每日 2 次,共 3 日(孕妇及哺乳期妇女和小于 18 岁者禁用)。或

红霉素 500 mg,口服,每日 4 次,共 7 日。

头孢曲松和阿奇霉素的优点是单次给药。在世界范围内,已有环丙沙星和红霉素中度耐药菌株的报道。

三、随 访

在治疗开始后 3~7 日应进行复查。如治疗有效,在 3 日内溃疡症状好转,在 7 日内客观体征改善。如果临床无明显改善,应考虑:①诊断是否正确;②患者是否同时合并其他性病;③患者是否合并 HIV 感染及未做包皮环切;④未按要求用药;⑤杜克雷嗜血杆菌菌株对所用抗菌药物耐药。完全愈合的时间随溃疡大小而定,大的溃疡可能需 2 周以上。此外,未经包皮环切的患者,如果溃疡位于包皮下,愈合较慢。已化脓、有波动感的淋巴结肿大临床消退慢于溃疡,尽管治疗有效,可能还需做穿刺或切开引流。用针头抽吸比较简便,但切开引流更为可取,因为以后无需多次引流。

四、性伴处理

患者的性伴,如果在患者出现症状前 10 天内与患者有过性接触,不管现在有无症状,都应该接受检查与治疗。

五、特殊情况的处理

1. **妊娠期感染** 头孢曲松或红霉素用于孕妇或哺乳期妇女较为安全,而阿奇霉素用于孕妇和哺乳期妇女的安全性和疗效尚未确定,只有在利大于弊时才考虑使用。环丙沙星禁用于妊娠期和(或)哺乳期妇女。软下疳对妊娠结局的不利影响,尚未见报道。

2. 合并 HIV 感染　软下疳合并 HIV 感染者应做密切观察，因为这类患者治疗失败的可能性较大，且溃疡愈合更慢。合并 HIV 感染的软下疳比 HIV 阴性者需要更长的疗程，且用任何方案都可能发生治疗失败。所推荐的头孢曲松和阿奇霉素对合并 HIV 感染的患者治疗如何，资料还很有限，因此，这些方案仅适用于能保证随访的患者。

第七节
性病性淋巴肉芽肿

性病性淋巴肉芽肿(LGV)是由 L1、L2、L3 血清型沙眼衣原体感染生殖器、肛门直肠部位所致的一种慢性性传播疾病,临床上以局部化脓性淋巴结病或出血性直肠炎为主要特征,晚期可发生生殖器象皮肿和直肠狭窄。此病在我国罕见。

诊 断

一、诊断依据

1. 流行病学史(1.1) 有不安全性行为,多性伴或性伴感染史。

2. 临床表现(1.2) 潜伏期为 3～30 日,平均 7～10 日。根据临床过程可分为三期。

(1) 早期(1.2.1):出现原发性损害,又称初疮,在感染部位出现无痛性小丘疹、丘疱疹或脓疱,很快形成糜烂或浅溃疡,不易察觉,常在 1 周内自行愈合。皮损常为单个,好发于男性的冠状沟、包皮系带、包皮、阴茎、尿道及阴囊,女性的阴道后壁、阴唇、阴唇系带、宫颈及外阴。有的患者出现非特异性尿道炎症状,男男性行为或有肛交行为者常发生出血性肛门直肠炎,可出现肛门直肠疼痛、出血、里急后重、黏液或脓血分泌物等。

(2)中期(1.2.2):常在初疮出现2～6周后发生,也可更晚发生。①腹股沟综合征,多为单侧受累,腹股沟和股淋巴结出现肿大和疼痛(腹股沟横痃)。少数出现"沟槽征",是由于腹股沟韧带上方的腹股沟淋巴结和下方的股淋巴结均肿大,使皮肤呈现沟槽状。肿大、坏死的淋巴结可发生波动和破溃,出现多个瘘管,似"喷水壶"状,愈后遗留瘢痕。少数女性患者病变累及髂窝淋巴结及直肠周围淋巴结,引起盆腔粘连,出现下腹痛和腰痛。②肛门直肠生殖器综合征,多见于女性病例或男性同性性行为者。由于直肠结肠炎及直肠周围淋巴组织炎,出现肛门瘙痒、直肠疼痛、腹痛、腹泻及里急后重,脓血便或便中带血,或腹泻和便秘交替出现。③全身症状可出现发热、寒战、头痛、肌肉痛、关节痛等。有时可发生结节性红斑或硬红斑。

(3)晚期(1.2.3):经数年或10余年病程后发生。①直肠狭窄:由于长期慢性直肠炎或直肠周围炎,及瘢痕形成,导致直肠狭窄。通常发生在距肛门向上3～5厘米的肛管处。患者常有腹痛或阵发性腹部绞痛,排出的大便呈细条状。②生殖器象皮肿:由于长期的淋巴结及淋巴管慢性炎症,淋巴回流障碍,淋巴水肿,最终导致阴囊及外阴象皮肿。③可发生肛瘘和直肠阴道瘘。

3. 实验室检查(1.3)

(1)血清学试验(1.3.1):血液中检测到高滴度的抗沙眼衣原体抗体[微量免疫荧光试验(MIF)滴度≥1∶512,补体结合试验滴度≥1∶64],或间隔2周以上前后2次的抗体滴度相比有4倍增加对本病有诊断意义。

（2）衣原体细胞培养（1.3.2）：在淋巴结、直肠、尿道、宫颈、阴道拭子等临床标本中分离到沙眼衣原体，并鉴定为 L1、L2 或 L3 血清型可诊断本病。

（3）核酸检测（1.3.3）：在淋巴结、直肠、尿道、宫颈、阴道拭子等临床标本中用聚合酶链反应等检测到沙眼衣原体核酸阳性，并鉴定为 L1、L2 或 L3 血清型可诊断本病。

二、诊断分类

1. 疑似病例　同时符合 1.1（流行病学史）、1.2（临床表现）及 1.3.1（血清学试验）。

2. 确诊病例　同时符合疑似病例要求和 1.3.2 或 1.3.3 项。

三、鉴别诊断

本病早期有生殖器溃疡表现者，需与梅毒、生殖器疱疹、软下疳，以及一些非性传播疾病如外伤、固定性药疹等进行鉴别。出现腹股沟淋巴结病时，需与梅毒、生殖器疱疹、软下疳、结核病、下肢感染等引起的腹股沟淋巴结肿大鉴别。晚期并发症需与丝虫病、直肠癌、皮肤肿瘤等鉴别。

处　理

一、一般原则

及时治疗。疑似病例和确诊病例均应接受治疗。足量、规则用药。不同病情采用不同的治疗方案。治疗期间应避免性行为。性伴应接受检查和治疗。治疗后应进行随访和判愈。及时、有效的抗生素治疗可以治愈现症感染,缓解临床症状,阻止进一步的组织损伤,缩短病程,消灭传染性。但晚期患者组织损伤严重时可遗留后遗症。

二、治疗方案

推荐的治疗方案如下。

推荐方案

多西环素 100 mg,口服,每日 2 次,共 21 日。

替代方案

红霉素 500 mg,口服,每日 4 次,共 21 日;或

米诺环素 100 mg,口服,每日 2 次,共 21 日;或

四环素 500 mg,口服,每日 4 次,共 21 日。

此外,阿奇霉素 1 g,口服,每周 1 次,连续 3 周,可能有效,但目前缺乏相关的临床资料。有报道莫西沙星 400 mg,口服,每日 1 次,连用 10 日,治愈 1 例多西环素治疗失败的肛门直肠 LGV。

以上推荐方案主要适用于无并发症的感染。对慢性感染者可采用一个以上疗程,交替使用上述抗生素。

对横痃可行穿刺术抽吸脓液,一般不主张外科切开引流。对出现瘘管或窦道者可行外科修补术或成形术;直肠狭窄初起时可做扩张术,严重的直肠狭窄可采用手术治疗;对生殖器象皮肿可行整形术。在对有合并症患者行外科手术前,应给予足量的抗生素治疗。

三、随　访

患者应做临床随访，直至沙眼衣原体阴性、临床症状和体征缓解。应在治疗完成后至少 3～4 周进行沙眼衣原体培养或核酸检测。

四、性伴的处理

在患者出现症状之前 30 日内，凡与本病患者有过性接触的性伴，不论其有无此病的症状，都必须进行检查和相应的治疗。

五、特殊情况的处理

1. 妊娠期及哺乳期感染　应以红霉素方案治疗。禁用四环素、多西环素或米诺环素治疗。

2. 合并 HIV 感染者　与 HIV 阴性者的治疗方案相同，但需延长疗程。

第八节
滴虫病

滴虫病（trichomoniasis）是由阴道毛滴虫引起的一种炎症性疾病，主要通过性行为传播，也可通过间接接触传染。阴道毛滴虫可引起女性阴道感染、盆腔炎及妊娠不良结局，也可引起男性尿道等部位的感染。该病的发病率高，可增加 HIV 感染的危险性，是较为重要的性传播疾病之一。

●········ ◦ 诊　断 ◦ ········●

一、诊断依据

1. 流行病学史(1.1)　好发于性活跃年龄的妇女，可有多性伴及个人不良卫生习惯。

2. 临床表现(1.2)　潜伏期 4～28 日，平均 7 日。

(1) 急性感染(1.2.1)：女性有外阴瘙痒、不适、刺痛感、蚁走感，累及尿道可出现尿频、尿急、尿痛及血尿，严重者可出现下腹痛；阴道分泌物增多，或有异味。男性可有程度不同的尿道刺痒和不适感、排尿困难。体检女性可有外阴水肿或红斑；阴道充血、分泌物增多，从少量、稀薄到大量、稠厚不等，典型者呈大量泡沫状黄绿色分泌物并常有臭味,严重时呈血性;宫颈充血、水肿,少数感染者宫颈上皮广泛糜烂、点状出血,即草莓状宫颈。男性可有尿道潮红、尿道黏液脓性分泌物。

(2)慢性感染(1.2.2):症状较轻,可有瘙痒和性交痛。体检可发现阴道充血,分泌物量较少,常混有黏液,或出现黄绿色分泌物等。

(3)无症状感染(1.2.3):少数女性和大多数男性感染者可无任何临床症状。部分无症状携带者可在半年内出现临床症状。

(4)其他部位的感染(1.2.4):女性尿道、前庭大腺、尿道旁腺偶可发生滴虫感染。男性同性性行为者偶有直肠感染。

(5)并发症(1.2.5):包括子宫附件炎、输卵管积脓、子宫内膜炎和不孕等,也可与妊娠合并症相关,如胎膜早破、早产、低出生体重儿等。

3. 实验室检查(1.3)

(1)显微镜检查(1.3.1):阴道或尿道分泌物生理盐水湿片,或涂片做瑞氏染色、吉姆萨染色或吖啶橙染色,见到滴虫。

(2)培养法(1.3.2):阴道分泌物或尿道分泌物滴虫培养阳性。

(3)核酸扩增试验(1.3.3):阴道分泌物或尿道分泌物做滴虫核酸检测阳性。此法有较高的敏感性和特异性。

二、诊断分类

1. 疑似病例　符合1.1(流行病学史)和1.2(临床表现)。

2. 确诊病例　同时符合疑似病例的要求和1.3(实验室检查)中的任一项。

三、鉴别诊断

需与细菌性阴道病、生殖器念珠菌病、淋球菌或沙眼衣原体性宫颈炎、尿道炎相鉴别。

处 理

一、一般原则

对滴虫检查阳性的患者无论有无症状均应进行治疗。同时对性伴进行检查和治疗,治愈前应避免无保护性交。推荐对滴虫病患者进行梅毒、HIV 及其他性传播疾病的筛查。

二、治疗方案

推荐的治疗方案如下。

推荐方案

甲硝唑 2 g,单剂口服;或

替硝唑 2 g,单剂口服;或

奥硝唑 1.5 g,单剂口服;或

甲硝唑 400 mg,口服,每日 2 次,疗程 7 日;或

奥硝唑 500 mg,口服,每日 2 次,疗程 5 日。

单剂量的优点是患者的依从性好,但复发率较高。服用上述药物期间及服药后 72 小时内应避免饮酒,以防出现双

硫仑样反应。治疗期间应避免性行为。

关于治疗失败或复发的病例,治疗失败的常见原因有未遵医嘱用药、再感染或耐药。约 2％～5％ 的感染病例出现甲硝唑的低水平耐药,一般通过加大剂量可解决。对甲硝唑耐药或不能耐受的患者可换用替硝唑或奥硝唑。替硝唑的半衰期是甲硝唑的 2 倍,在泌尿生殖系统的累积浓度也比甲硝唑高。有研究显示,采取 2 g 顿服的治疗方案时,替硝唑在缓解症状和清除病原体方面的疗效与甲硝唑等同,甚至优于甲硝唑。奥硝唑的作用机制与甲硝唑相同,但不良反应较少。

阴道滴虫病的局部治疗方案如下。

> 甲硝唑栓 500 mg,阴道内用药,每晚 1 次,疗程 7 日;或
> 奥硝唑栓 500 mg,阴道内用药,每晚 1 次,疗程 7 日。

由于局部用药难以在尿道或阴道周围腺体内达到有效的治疗水平,不能彻底根治滴虫感染,停药后易复发,因此不主张单独应用局部治疗。

三、随 访

阴道毛滴虫感染的复发率较高,对性行为活跃的患者可在初始感染后 3 个月予以复查。如患者症状持续,可在治疗结束后 5～7 天及 1 个月进行复查。

复发大多数跟与未治疗的性伴发生性行为有关,少数跟病原体耐药有关。如患者反复治疗无效时,应进行阴道毛滴虫的药敏试验。

四、特殊情况的处理

1. **妊娠期感染** 尽管循证医学研究表明甲硝唑对胎儿无致畸或致突变作用，但妊娠前3个月仍建议慎用。在妊娠3个月以后有症状的孕妇建议给予治疗以减轻症状，可采取甲硝唑2g顿服。对无症状的孕妇应告知其治疗的利与弊，并建议将治疗延后至妊娠37周后。哺乳期用甲硝唑2g顿服疗法时应中断哺乳24小时。

2. **合并HIV感染** 对HIV感染者应常规进行滴虫筛查。有研究显示对HIV阳性的阴道毛滴虫女性感染者进行治疗时，甲硝唑2g顿服方案的治疗效果不如500mg口服，每日2次，共7日的方案，因此应予以该类患者多次剂量的疗法。合并HIV感染的患者复发率更高，故应在治疗完成后3个月对其进行复查。

第九节
生殖器念珠菌病

生殖器念珠菌病(genital candidiasis)包括女性外阴阴道念珠菌病和男性念珠菌性包皮龟头炎。致病菌主要是白念珠菌,其他为光滑念珠菌和热带念珠菌等。念珠菌是一种条件致病菌,其发病机制尚不清楚,机体抵抗力下降可能是内因,念珠菌的毒力或致病性可能是外因。

诊　断

一、诊断依据

1. 流行病学史(1.1)

可有性伴感染史。可有应用大量广谱抗生素、糖皮质激素、雌激素含量高的口服避孕药、妊娠、糖尿病及阴道灌洗等。

2. 临床表现(1.2)

(1) 女性外阴阴道念珠菌病(VVC)(1.2.1):主要表现为外阴瘙痒,灼痛,可伴尿频、尿痛及性交痛。体检发现阴道分泌物增多,主要为白色稠厚呈凝乳或豆腐渣状样。外阴潮红水肿,常有抓痕或表皮剥脱。阴道黏膜充血、红肿,小阴唇内侧及阴道黏膜上附着有白色块状物,擦除后露出红色黏膜面,急性期可见糜烂及浅表溃疡。

少数妇女可发展为复发性外阴阴道念珠菌病(RVVC),即 1 年内有症状性 VVC 发作 4 次或 4 次以上,原因尚不清楚。可表现为阴道念珠菌病经过治疗临床症状和体征消失,真菌学检查为阴性后症状重现,真菌学检查又呈阳性。

(2)男性念珠菌性包皮龟头炎(1.2.2):在包皮、龟头等处出现弥漫性潮红、红斑、粟粒大小丘疹、脱屑,包皮内侧及冠状沟处附有白色奶酪样分泌物。少数患者可出现急性水肿性炎症,包皮龟头水肿、浅表糜烂、小溃疡,伴疼痛、刺痒。

3. 实验室检查(1.3)

(1)显微镜检查(1.3.1):阴道分泌物盐水湿片或 10% KOH 湿片,见到假菌丝或大量芽生孢子。

(2)培养法(1.3.2):由于生殖器念珠菌存在定植情况,培养阳性不能作为诊断依据,培养法主要用于念珠菌菌种鉴定,并可进一步做药物敏感性试验。

二、诊断分类

1. 疑似病例　符合 1.1(流行病学史)和 1.2(临床表现)。
2. 确诊病例　同时符合疑似病例的要求和 1.3.1。

三、鉴别诊断

女性患者需与细菌性阴道病、阴道滴虫病、淋球菌或沙眼衣原体性宫颈炎相鉴别,男性患者需与其他原因引起的包皮龟头炎相鉴别。

处　理

一、一般原则

对有外阴阴道炎症状且显微镜检查阳性者需要进行治疗；去除诱因；急性期避免性行为。

二、治疗方案

推荐的治疗方案如下。

推荐方案
阴道内局部用药

克霉唑阴道片剂 100 mg，每晚 1 次，用 7 日；或 200 mg，每晚 1 次，用 3 日；或 500 mg，单次阴道内用药；或

咪康唑阴道栓剂 100 mg，每晚 1 次，用 7 日；或 200 mg，每晚 1 次，用 3 日；或

制霉菌素阴道栓剂（或泡腾片）（10 万 U），1～2 个，每晚 1 次，连用 14 日。

口服用药

氟康唑 150 mg，顿服；或

伊曲康唑 200 mg，每日 1 次，连用 3～5 日；或每日口服 400 mg，分 2 次服用，用 1 日。

口服治疗适合不能耐受局部用药者、未婚妇女、月经期妇女及反复发作的女性患者。口服治疗往往不能立即缓解症状，尤其在治疗的开始 48 小时，需局部辅助治疗。女性外阴炎和男性包皮龟头炎可外用咪康唑霜或益康唑霜，每日 2 次

外搽。

对于复发性外阴阴道念珠菌病的治疗,先用短期口服或外用唑类药物控制症状,再继以抗真菌维持治疗。方案如下。

控制症状治疗

口服氟康唑150 mg,第4、7日后重复治疗1次;或采用阴道局部用药治疗,适当延长用药时间(如7~14日)。

抑制性抗真菌维持疗法

克霉唑阴道片剂500 mg,每周1次,连用6个月;或

氟康唑150 mg,口服,每周1次,连用6个月;或

伊曲康唑200 mg,口服,每日2次,每月应用1日,连用6个月。

采用抑制性抗真菌维持疗法可有效控制临床症状的发作,但停止治疗后有30%~40%的患者仍可复发。可能是因为所用的抗真菌抑制疗法不能彻底清除病原体,或因宿主的因素而发生黏膜耐受使得残留的真菌持续存在。在复发性外阴阴道念珠菌病中耐药不是主要原因。

三、性伴处理

不主张常规治疗性伴,但对反复发病者的性伴和出现龟头炎的性伴可予以治疗。

四、特殊情况的处理

1. **妊娠期感染** 妊娠期妇女禁用口服疗法。推荐局部

应用唑类药物或制霉菌素阴道栓剂治疗,疗程 7～14 日。

2. 合并 HIV 感染 包括外阴和阴道在内的不同部位的念珠菌病是 HIV 感染者/艾滋病患者常见的机会性感染。病情常较严重且易复发。可按复发性外阴阴道念珠菌病的处理原则,延长疗程,或采用抑制性抗真菌维持疗法。

第十节
细菌性阴道病

细菌性阴道病(bacterial vaginosis)是由于阴道正常菌群的生态平衡发生紊乱,引起的以阴道分泌物增多伴有鱼腥样气味为特征的一种临床综合征。患者阴道内优势菌——乳酸杆菌减少,尤其是产过氧化氢的乳酸杆菌减少,而大量的厌氧菌、阴道加德纳菌、人型支原体等病原体异常增多。细菌性阴道病的发病与多性伴、新性伴、阴道冲洗等相关。一般认为其属内源性感染,而不属于性传播感染的范畴。

诊 断

一、诊断依据

1. 临床表现(1.1)

(1) 症状(1.1.1):阴道分泌物增多,有鱼腥样气味。一般不伴有外阴阴道疼痛、瘙痒或刺激症状。约50%的患者无自觉症状。

(2) 体征(1.1.2):体检发现阴道口有灰白色分泌物流

出；阴道内、阴道壁表面有稀薄而均匀一致的灰白色分泌物。阴道壁无明显炎症。

（3）并发症：与上生殖道感染如盆腔炎、子宫内膜炎有关；妊娠期细菌性阴道病可增加流产、早产、胎膜早破、绒毛膜羊膜炎及产后子宫内膜炎等风险（1.1.3）。

2. 实验室检查（1.2）

（1）阴道分泌物 pH 测定：pH＞4.5。

（2）阴道分泌物嗅试验（又称胺试验）：阳性。

（3）显微镜检查：阴道分泌物盐水湿片或涂片革兰染色，线索细胞阳性。

二、诊断标准

1. 临床标准（Amsel 标准）　细菌性阴道病的诊断主要根据临床特征，以下 4 个指标中满足 3 个指标即可诊断细菌性阴道病。

（1）阴道壁上附有稀薄而均匀一致的灰白色分泌物。

（2）阴道分泌物的 pH＞4.5。

（3）阴道分泌物嗅试验（胺试验）阳性。

（4）阴道分泌物镜检线索细胞阳性。

2. 革兰染色标准（Nugent 标准）

阴道分泌物涂片，革兰染色，在油镜下观察 3 种细菌形态并计数评分，包括乳酸杆菌形态（革兰阳性大肠埃希菌）、阴道加德纳菌或拟杆菌形态（革兰染色变异或阴性球杆菌）和动弯杆菌形态（革兰染色变异弯曲弧形杆菌）。Nugent 总分是这 3 种细菌形态分值的总和，结果分为细菌性阴道病（≥7 分）、中间菌群（4～6 分）和正常菌群（0～3 分）。（详见第三章第二节中"八、细菌性阴道病"）

三、鉴别诊断

细菌性阴道病需与外阴阴道念珠菌病、阴道滴虫病、淋球菌或沙眼衣原体性宫颈炎相鉴别。

⚫ 处　理 ⚫

一、一般原则

对有症状的患者、有早产危险（以前有早产/流产史）的无症状孕妇及在实施子宫内操作手术前细菌性阴道病筛查阳性的患者应进行治疗。对有症状患者的治疗有助于减轻阴道症状和体征，并可减少其他感染如 HIV 及其他性病的风险。推荐对细菌性阴道病患者进行 HIV 和其他性传播疾病筛查。

二、治疗方案

推荐的治疗方案如下。

推荐方案

甲硝唑 400 mg，口服，每日 2 次，共 7 日；或

0.75％甲硝唑凝胶 5 g，阴道内给药，每晚 1 次，共 5 日；或

2％克林霉素霜 5 g，阴道内给药，每晚 1 次，共 7 日。

替代方案

甲硝唑 2 g 一次顿服；或

替硝唑 2 g，口服，每日 1 次，共 3 日；或

> 克林霉素 300 mg,口服,每日 2 次,共 7 日;或
>
> 克林霉素阴道栓 100 mg,阴道内用,每晚 1 次,共 7 日。

细菌性阴道病治疗后可以达到 80% 以上的治愈率,但在 1 年内可有 80% 的复发率。对于复发病例,要考虑到细菌性阴道病相关病原体的耐药性,甲硝唑不能根除所有的阴道加德纳菌,对动弯杆菌及人型支原体也不敏感,可以考虑其他方法如克林霉素治疗。其他可供选择的复发抑制性治疗包括:甲硝唑凝胶每周 2 次,共 4~6 个月;阴道内应用硼酸及甲硝唑凝胶;每月口服甲硝唑及氟康唑等。目前,关于阴道内应用乳酸杆菌制剂或益生菌疗法的疗效证据有限。

细菌性阴道病妇女的疗效或复发情况不受性伴治疗的影响,因此,不主张对男性性伴进行常规治疗。

三、特殊情况的处理

妊娠期感染　有研究显示克林霉素用于孕妇是安全的,不会增加不良妊娠结局,为首选推荐治疗药物。方案具体如下。

推荐方案

> 克林霉素 300 mg,口服,每日 2 次,共 7 日;或
>
> 甲硝唑 2 g 一次顿服;或
>
> 甲硝唑 400 mg,口服,每日 2 次,共 7 日。

甲硝唑不推荐用于妊娠前 3 个月。所有有症状细菌性阴道病孕妇都需治疗。对无症状细菌性阴道病的孕妇是否治疗仍存在争议。

第十一节
生殖道支原体感染

生殖道支原体感染（genital mycoplasma infections）是由不同类型的支原体侵袭生殖道所致的一系列感染。支原体是大小和结构介于细菌和病毒之间、能在无生命培养基中生长的最小微生物，其结构特点是缺乏细胞壁。从人泌尿生殖道可分离出 7 种支原体，其中生殖支原体（Mg）与泌尿生殖系统疾病密切相关，被认为是非淋菌性尿道炎、宫颈炎的重要致病菌。解脲脲原体（Uu）可引起男性非淋菌性尿道炎，并和女性生殖系统感染有关，但在一些缺乏尿道炎宫颈炎表现的健康人生殖道中也能分离到 Uu。人型支原体（Mh）在细菌性阴道病患者中检出率高，但是否是细菌性阴道病的病因尚不明确。本节主要介绍由生殖支原体引起的泌尿生殖道感染。

诊　断

诊断依据

1. 流行病学史（1.1）　可有多性伴或不安全性行为史。

2. 临床表现(1.2)

(1) 潜伏期(1.2.1)：数天至数月不等。

(2) 男性泌尿生殖系统感染(1.2.2)：生殖支原体是男性尿道炎重要病原体之一。男性患者感染后可出现尿道口或尿道内的刺痒、不适、刺痛或烧灼感，可伴程度不同的尿急、尿痛等症状。体检时发现尿道口黏膜充血水肿，尿道口可有多少不等的浆液性或黏液脓性分泌物。

生殖支原体可以引起附睾炎。附睾炎常与尿道炎并存，临床表现多为单侧附睾疼痛、肿胀、有触痛，可伴阴囊水肿和全身发热。当炎症转为慢性时，附睾尾部有硬结，精索增粗。

曾有报道生殖支原体感染可引起包皮龟头炎，表现为包皮龟头潮红。生殖支原体在前列腺炎患者的病理标本中可以检出，但是否可以导致前列腺炎仍有争论。生殖支原体可黏附精子，但目前尚不能肯定其是否由此导致男性不育。

接受肛交的患者可发生直肠感染，表现为肛周瘙痒，肛门出现分泌物，体检可发现直肠充血及直肠分泌物。

相当比例的男性尿道感染为无症状感染，多数直肠感染者表现为无症状感染。

(3) 女性泌尿生殖道感染(1.2.3)：生殖支原体被认为是引起女性宫颈炎的病原体之一。典型的宫颈炎可以表现为白带增多，阴道及外阴瘙痒、激惹感，体检可发现宫颈充血、水肿，触之易出血，宫颈口可见分泌物等。生殖支原体还可引起女性盆腔炎及输卵管炎，是女性不孕的致病因素之一。

女性生殖道感染亦可表现为无症状感染。

3. 实验室检查(1.3)　由于生殖支原体分离培养极为困难，敏感性低，成功培养需数周时间。因而培养法不适合作为生殖支原体的常规诊断方法。核酸扩增试验为目前推荐用于生殖支原体感染的唯一诊断方法,在临床标本中检测到生殖支原体 DNA 或 RNA 可确诊生殖支原体感染。目前,我国已有批准的生殖支原体核酸检测试剂。

4. 诊断(1.4)　根据不安全性行为史、典型临床表现及生殖支原体病原学检测结果做出诊断。有不安全性行为史,即使缺乏临床表现,若生殖支原体检测结果阳性,也可诊断生殖支原体感染。

处　理

一、处理流程

诊断生殖支原体感染,无论有无症状均需治疗。处理生殖支原体感染的流程如下:

(1) 详细询问现病史、既往史和性行为史,女性注意其妇产科病史。仔细进行体格检查。

(2) 进行相关的实验室检查,除了检测支原体外,还应排除其他性病,包括淋病、生殖道沙眼衣原体感染、阴道滴虫病、细菌性阴道病等。有条件的医疗机构可开展生殖支原体大环内酯耐药基因的检测。

(3) 分析和评价临床和实验室检查结果,并评价性伴的相关临床和实验室检查结果。

(4) 根据治疗方案进行治疗,治疗后 3 周进行随访判愈。

关于生殖支原体感染的检测指征,由于多数感染者为无症状,对无症状者进行筛检的价值不明,故不提倡。而对于明确感染者的性伴,尽管可能为无症状,但仍提倡进行检测或给予流行病学治疗，这对降低患者再感染风险有意义。建议对男性尿道炎、女性盆腔炎的患者进行生殖支原体检测，其他检测指征为男性附睾炎、直肠炎患者，女性宫颈炎患者。

二、治疗方案

无合并症（尿道炎或宫颈炎）的推荐治疗方案如下。

> 多西环素 100 mg，每日 2 次，共 7～10 日，或接以阿奇霉素首日 1 g，第 2～3 日每日 500 mg。
> 大环内酯耐药基因检测阳性时：
> 莫西沙星 400 mg，每日 1 次，共 7～10 日。

治疗失败或有合并症（附睾炎，盆腔炎）的推荐治疗方案如下。

> 莫西沙星 400 mg，每日 1 次，共 14 日。

妊娠期间建议阿奇霉素，如果阿奇霉素耐药导致治疗失败，可在分娩后使用莫西沙星治疗。

三、性伴处理

患者近 3 个月的性伴，如泌尿生殖道生殖支原体检测阳性，应给予适宜的治疗。治疗方案同上。

第十二节
阴虱病

阴虱病(pubic phthiriasis)是由阴虱叮咬而引起的瘙痒性皮肤病,通常经过密切的性接触而发生传播。阴虱病也可通过患者所用的床单、衣物、毛巾等间接传播。阴虱具有宿主特异性,通常寄生在人体阴部或肛周的体毛上,偶可侵犯腋毛、睫毛和眉毛。阴虱通过吸食人体血液生存。阴虱病患者可伴发其他性病,因此对于阴虱病患者要同时检查其他性病。

●······ 诊 断 ·······●

一、流行病学史(1.1)

有多性伴,不安全性行为,或性伴感染史。

二、临床表现(1.2)

1. 潜伏期(1.2.1) 感染阴虱后一到数天可出现症状。

2. 症状(1.2.2)　侵袭部位因阴虱叮咬皮肤而出现不同程度的瘙痒，或只有轻微的不适、叮刺感，也可无任何症状。瘙痒主要表现为外阴瘙痒，有时累及肛门周围。初期在夜间痒，严重者昼夜均可。

3. 体征(1.2.3)　肉眼或用放大镜在阴毛根部或毛干上可见 1 mm 大小的阴虱、0.8 mm×0.3 mm 大小的虱卵，侵袭部位皮肤可见红色斑点、丘疹、血痂、抓痕或继发毛囊炎或脓疱，贴身衣服上可见血痂，可有腹股沟淋巴结肿大。

4. 合并症(1.2.4)　有的患者在侵袭部位可出现继发性感染，低热、全身不适等系统症状少见。

三、实验室检查(1.3)

放大镜直接检查侵袭部位的阴虱成虫或虱卵，或取材在低倍显微镜下观察。

四、诊断依据(1.4)

根据接触史，临床表现，肉眼或用放大镜在侵袭部位查见阴虱成虫或虱卵即可做出诊断。

五、鉴别诊断(1.5)

需与疥疮、脂溢性皮炎、接触性皮炎、脓疱病、股癣等进行鉴别。

● 处 理 ●

一、一般原则

及时、足量、规则用药。彻底剃除阴毛以利于治疗。治疗期间避免性行为。性伴应该同时接受检查和治疗。

二、治疗方案

推荐方案

1％扑灭司林（permethrin）霜涂于患处，10 分钟后洗去；或

1％林丹（lindane）香波或霜，涂于患处 4 分钟，然后彻底洗去（孕妇、哺乳期妇女和小于 2 岁的儿童忌用）；或

50％百部酊，每日外搽 2 次，连续 3 日。

5％～10％硫磺软膏，局部涂搽，每日 2 次，连用 10 日为一疗程。

25％苯甲酸苄酯乳，涂于患处，8 小时后洗去；或

0.3％除虫菊酯加胡椒基丁醚，涂于患处，12 小时后洗去。

上述所推荐的药物不可用于眼部。如发生睫毛虱病，可在眼睑边缘涂以封包性眼膏，每日 2 次，共 10 日。

三、随 访

如果患者症状持续，应于 1 周后复诊。如果在毛发和皮

肤交界处发现成虱或虫卵,则需重复治疗。如果推荐的治疗药物无效,应更换治疗方案。

四、性伴的处理

1个月内的性伴应按上述方案治疗。患者和性伴在复查判愈后方可发生性接触。

五、特殊注意事项

1. 妊娠　孕妇和哺乳期妇女应该使用扑灭司林,或硫磺软膏治疗。忌用林丹。

2. HIV 感染　HIV 感染者合并阴虱病的治疗方案与HIV 阴性者相同。

3. 其他处理事项　患者使用过的床单和衣物必须清洗干净(热循环机器洗涤或干洗),或离体 72 小时以上。生活区无须熏蒸。

附　录
常用术语缩略词

CDC　　　　 Centers for Disease Control and Prevention 疾病预防控制中心

CSF　　　　 cerebrospinal fluid 脑脊髓液

DGI　　　　 disseminated gonococcal infection 播散性淋球菌感染

EIA　　　　 enzyme immunoassay 酶免疫试验

ELISA　　　 enzyme-linked immunosorbent assay 酶联免疫吸附试验

FSW　　　　 female sex worker 女性性工作者

FTA-ABS　　 fluorescent treponemal antibody absorption 梅毒螺旋体抗体吸附试验

HIV　　　　 human immunodeficiency virus 人类免疫缺陷病毒

HPV　　　　 human papillomavirus 人类乳头瘤病毒

HSV　　　　 herpes simplex virus 单纯疱疹病毒

IDU　　　　 intravenous drug user 静脉注射吸毒者

LGV　　　　 lymphogranuloma venereum 性病性淋巴肉芽肿

Mg　　　　 *Mycoplasma genitalium* 生殖支原体

Mh　　　　 *Mycoplasma hominis* 人型支原体

MIC　　　　 minimal inhibitory concentration 最小抑菌浓度

MSM　　　　 man who has sex with man 男性同性性行为者

PCR　　　　 polymerase chain reaction 聚合酶链反应

PGU　　　　 postgonococcal urethritis 淋病后尿道炎

PID　　　　 pelvic inflammatory disease 盆腔炎症性疾病

PMN	polymorphonuclear（leukocyte）多形核（白细胞）
PPNG	penicillinase-producing *Neisseria gonorrhoeae* 产青霉素酶淋病奈瑟菌
RPR	rapid plasma reagin 快速血浆反应素（试验）
RVVC	recurrent vulvovaginal candidiasis 复发性外阴阴道念珠菌病
SFDA	State Food and Drug Administration 国家食品药品监督管理局
STD	sexual transmitted disease 性传播疾病
STI	sexual transmitted infection 性传播感染
TCA	trichloroacetic acid 三氯醋酸
TPHA	*Treponema pallidum* hemagglutination assay 梅毒螺旋体血球凝集试验
TPPA	*Treponema pallidum* particle agglutination assay 梅毒螺旋体颗粒凝集试验
TRNG	tetracycline-resistant *Neisseria gonorrhoeae* 耐四环素淋病奈瑟菌
TRUST	toluidine red unheated serum test 甲苯胺红不加热血清试验
USR	unheated serum reagin 不加热血清反应素（试验）
VDRL	venereal disease research laboratory 性病研究实验室（试验）
VVC	vulvovaginal candidiasis 外阴阴道念珠菌病
WBC	white blood cell 白细胞